Sabine Trenk-Hinterberger
Die letzte Stunde

Das Anliegen der Buchreihe BIBLIOTHEK DER PSYCHOANALYSE besteht darin, ein Forum der Auseinandersetzung zu schaffen, das der Psychoanalyse als Grundlagenwissenschaft, als Human- und Kulturwissenschaft sowie als klinische Theorie und Praxis neue Impulse verleiht. Die verschiedenen Strömungen innerhalb der Psychoanalyse sollen zu Wort kommen, und der kritische Dialog mit den Nachbarwissenschaften soll intensiviert werden. Bislang haben sich folgende Themenschwerpunkte herauskristallisiert: Die Wiederentdeckung lange vergriffener Klassiker der Psychoanalyse – wie beispielsweise der Werke von Otto Fenichel, Karl Abraham, Siegfried Bernfeld, W. R. D. Fairbairn, Sándor Ferenczi und Otto Rank – soll die gemeinsamen Wurzeln der von Zersplitterung bedrohten psychoanalytischen Bewegung stärken. Einen weiteren Baustein psychoanalytischer Identität bildet die Beschäftigung mit dem Werk und der Person Sigmund Freuds und den Diskussionen und Konflikten in der Frühgeschichte der psychoanalytischen Bewegung.

Im Zuge ihrer Etablierung als medizinisch-psychologisches Heilverfahren hat die Psychoanalyse ihre geisteswissenschaftlichen, kulturanalytischen und politischen Bezüge vernachlässigt. Indem der Dialog mit den Nachbarwissenschaften wiederaufgenommen wird, soll das kultur- und gesellschaftskritische Erbe der Psychoanalyse wiederbelebt und weiterentwickelt werden.

Die Psychoanalyse steht in Konkurrenz zu benachbarten Psychotherapieverfahren und der biologisch-naturwissenschaftlichen Psychiatrie. Als das ambitionierteste unter den psychotherapeutischen Verfahren sollte sich die Psychoanalyse der Überprüfung ihrer Verfahrensweisen und ihrer Therapie-Erfolge durch die empirischen Wissenschaften stellen, aber auch eigene Kriterien und Verfahren zur Erfolgskontrolle entwickeln. In diesen Zusammenhang gehört auch die Wiederaufnahme der Diskussion über den besonderen wissenschaftstheoretischen Status der Psychoanalyse.

Hundert Jahre nach ihrer Schöpfung durch Sigmund Freud sieht sich die Psychoanalyse vor neue Herausforderungen gestellt, die sie nur bewältigen kann, wenn sie sich auf ihr kritisches Potenzial besinnt.

BIBLIOTHEK DER PSYCHOANALYSE
Herausgegeben von Hans-Jürgen Wirth

Sabine Trenk-Hinterberger

Die letzte Stunde

Wie psychoanalytische Behandlungen enden

Psychosozial-Verlag

Bibliografische Information der Deutschen Nationalbibliothek
Die Deutsche Nationalbibliothek verzeichnet diese Publikation in der Deutschen Nationalbibliografie; detaillierte bibliografische Daten sind im Internet über http://dnb.d-nb.de abrufbar.

Originalausgabe

E-Mail: info@psychosozial-verlag.de
www.psychosozial-verlag.de

Umschlagabbildung: Ernst Ludwig Kirchner, *Paar sitzend,* 1917–1920
Umschlaggestaltung und Innenlayout nach Entwürfen von Hanspeter Ludwig, Wetzlar
ISBN 978-3-8379-2901-0 (Print)
ISBN 978-3-8379-7629-8 (E-Book-PDF)

Inhalt

Letzte Stunden am Ende vieler Jahre

Der Beendigung der psychoanalytischen Behandlung ist bis zuletzt in der Literatur viel weniger Aufmerksamkeit zuteil geworden als dem Anfang – ein häufig beklagter Befund, der sicher vielfältigen Ursachen geschuldet ist. Zur Einführung soll versucht werden, einigen dieser Ursachen nachzuspüren und besser zu verstehen, warum bisher nur so zögerlich mit dieser Thematik umgegangen wurde. Es handelt sich ja um ein Ende, einen Schluss, verbunden mit einer Unterwerfung unter die vergehende Zeit. Wichtig dabei ist auch, dass davon zwei Personen betroffen sind, was die Entscheidungsfreiheit des Einzelnen einschränkt. So stellt sich die Frage, was es mit den Analytikern[1] macht, wenn sie sich verabschieden müssen, wenn nach hoffnungsvollem Beginn eines Tages der Schluss da ist, wenn eine Zeitspanne unwiederbringlich zu Ende geht. In seinem Praxisalltag muss der Analytiker sich immer wieder damit befassen, dass langjährige Analysen abgeschlossen werden und neue Behandlungen beginnen. So ist für ihn, der ja seinen Beruf ausübt, das Kommen und Gehen Teil seiner professionellen Identität; letzte Kontakte gehören zu seinem Berufsleben und erfordern von ihm eine Haltung, diese Trennungen in für die Patienten förderlicher Weise zu vollziehen. Dass man sich wissenschaftlich nur am Rande um das Ende gekümmert hat, mag mit dieser Aufgabe zu tun haben, die dem Analytiker zufällt: Er geleitet seinen Patienten durch diesen Abschied, ohne die eigene Befindlichkeit gänzlich zu verleugnen, wohl aber

1 Mit den Begriffen »Analytiker« und »Analysand« sowie »Therapeut« und »Patient« sind immer auch »Analytikerin« und »Analysandin« sowie »Therapeutin« und »Patientin« mit gemeint; lediglich dann, wenn es auf die geschlechtliche Differenzierung ankommt, wird dies im Text ausgeführt.

durchaus in der Wahrnehmung der Gesamtsituation. Das bedeutet, dass er mit eigenen Trennungserfahrungen konfrontiert wird, sich mit diesen auch auseinandersetzt, aber immer wieder zuerst den Patienten und dessen Abschied sieht. Seine Gegenübertragung kann hier besonders hilfreich sein, wenn es ihm gelingt, die bei ihm entstandenen Gefühle differenziert zu betrachten. Nach der letzten Stunde steht aber auch er allein da, sein Analysand ist gegangen, er hat mit diesem Menschen und mit dem, was beide bisher verbunden hat, keine Zukunftsperspektive mehr. In *Die leere Couch* von Gabriele Junkers (2013) wird diese Erfahrung dargestellt. Der trauernde Analytiker ist möglicherweise nicht oder nur wenig motiviert, sich mit diesen Gefühlslagen zu befassen und darüber zu forschen, wie letzte Kontakte verlaufen und welche Probleme oder auch Chancen sie mit sich bringen.

Für den Analysanden stellt sich die Abschiedssituation dagegen so dar, dass er eine einschneidende Erfahrung macht, die in sein weiteres Leben einfließt. Nach vielen Jahren intensiver Arbeit, in denen er die wichtigsten Themen seines Lebens durcharbeiten konnte, trennt er sich von seinem Analytiker mit dem Ziel, Konflikte und Probleme in Zukunft allein zu bewältigen. Zwar ist er wieder allein, wie vor der Analyse – wenn »allein« definiert ist als ein Alltag ohne Sitzungen, ohne reale Begegnungen mit seinem analytischen Gegenüber. Dass er aber anders ausgestattet ist für sein weiteres Leben, dass er über ein neues – benignes – Introjekt verfügt, dass er einen anderen Blick auf sich selbst und auf die Welt gewonnen hat, das macht den Unterschied zu der Zeit vor der Analyse aus. Der letzte Kontakt kann einerseits als äußerer Abschluss einer jahrelangen Objekterfahrung verstanden werden, andererseits aber auch als Weichenstellung für einen veränderten Zugang des Analysanden zu seiner sozialen und mitmenschlichen Umgebung. Vielleicht führt diese doppelte Botschaft am Ende einer psychoanalytischen Behandlung beim Patienten dazu, dass er sich weniger der Trauer und umso mehr seinen neuen Möglichkeiten zuwenden möchte. So lässt sich gut verstehen, dass die Befassung mit den eigenen Trennungen, häufig traumatischer Natur, am Schluss weniger thematisiert wird als die Erwartungen an die zukünftige Lebensgestaltung. Je intensiver das Trennungsthema in der Analyse durchgearbeitet worden ist, desto fruchtbarer kann sich die Trauerarbeit des Patienten bis zum Ende seiner Behandlung entwickeln. In der unwiederbringlich letzten Stunde zeigt sich dann bei jedem Analysanden in unterschiedlicher Gewichtung, wie er seine Traurigkeit durch Aufbruchsstimmung überspielt, wie er statt Verlassenheitsängsten Zuversicht thematisiert.

»Und jedem Anfang wohnt ein Zauber inne« – und jedem Ende?

Über das Beginnen – Erstinterviews, Vorgespräche – finden sich in der psychoanalytischen Literatur unzählige Beiträge, in denen ausgeführt wird, wie sich bewusste und unbewusste Kommunikation im Verlauf einer ersten Begegnung entwickeln. Sowohl der Analytiker als auch der potenzielle Analysand können in einer solchen Situation ausloten, ob sie sich eine gemeinsame Zeit miteinander vorstellen können. Das Erleben einer neuen Begegnung führt auf beiden Seiten zu Hoffnungen, Assoziationen, Übertragungsmanifestationen, mit denen beide Protagonisten sich beschäftigen und »spielen« können. Eine mögliche Entwicklung lässt sich prognostizieren, indem die Passung von Analytiker und Analysand auf den Prüfstand gestellt wird. Dass das in einer einzigen Erstinterview-Situation möglich sein soll, es da bereits zu einer Klärung kommen kann, wird sicherlich auch von Psychoanalytikern kritisch gesehen. Hier zeigt sich schon, dass der erste Kontakt zum Zauber werden kann, wie im Zitat oben von Hermann Hesse so meisterhaft formuliert. Alles, was in diesem Anfang passiert, geht ja weit über das gesprochene Wort, die Gesten, die Körpersprache und vermittelte Inhalte und Einsichten hinaus. Es ist ein Entwurf in die Zukunft, ein Versprechen einer gemeinsamen Anstrengung mit dem Ziel, Wesentliches zu finden, über bewusste Belange dahin zu kommen, wo unbewusste Barrieren einen Zugang blockieren und eine Auseinandersetzung verhindern.

Nicht jeder Erstkontakt verläuft allerdings nach solchen nahezu idealen Vorstellungen; es wird ja misstraut, gezögert, Skepsis gezeigt – und da können die Protagonisten schon ins Stolpern kommen oder gar unerwartet auf glattem Boden ausrutschen. Es wird dann eine schwierige Aufgabe sein, die Fortsetzung einer solchen Begegnung einzuschätzen und die Risiken abzuwägen, mit denen man in Zukunft zu tun haben wird. Hier ist in erster Linie der Analytiker gefragt, der aufgrund seiner Erfahrungen und seiner Gegenübertragungsgefühle zu der Entscheidung beitragen wird, ob man miteinander arbeiten kann.

Einfacher ist diese erste Stunde zu beurteilen, wenn der Eindruck überwiegt, dass eine gemeinsame Basis sich nicht finden ließ. Wenn positive Fantasien über die zukünftige gemeinsame Arbeit sich nicht einstellen wollen, weder beim Analysanden noch beim Analytiker, wird es nicht sonderlich schwer fallen, andere Lösungen bereitzustellen, mit denen beide sich einverstanden erklären. Am schwierigsten wird allerdings die Erstinterview-Situation sein, in der einer der Protagonisten sich eine günstige Entwicklung vorstellen kann, der andere eher nicht. Kann sich der Analysand dann auf die Erfahrung des Analytikers verlassen und den Versuch wagen, dessen Votum zu akzeptieren und es zu versuchen? Oder kann der Analytiker – entgegen seiner Vorbehalte – den Analysanden vielleicht probeweise annehmen? Alle diese Situationen machen deutlich, dass es um einen Entwurf für die Zukunft geht, um eine Vorausschau auf Entwicklungen, die durch den Einbezug unbewusster Manifestationen eingeschätzt werden sollen. Zwar ist das ein schwieriges Unterfangen, aber die Weichen sind dahin gestellt, dass es vorangeht, Aufbruch angesagt ist, Perspektiven angedacht werden. »Es geht weiter« kann als Motto dieser Begegnungen gelten, selbst wenn es zunächst keine bindende Vereinbarung zwischen diesem Analysanden und diesem Analytiker gebe sollte.

Ganz anders der letzte Kontakt: Wenn nach vielen Stunden unwiderruflich die letzte stattfindet, wenn die Analyse beendet werden muss/kann/soll, dann ist es zunächst einmal nicht so leicht zu sagen, dass es weitergeht. Die Protagonisten sehen sich nicht mehr zu regelmäßigen Sitzungen, der Analysand wird in sein Leben »entlassen«, er soll allein zurechtkommen; beide Seiten hoffen, dass er diesem Anspruch gerecht werden wird. Statt einer Vision, weitere unbewusste Bereiche zu entschlüsseln und viel mehr als bisher zu sehen und zu verstehen, wird vom Analysanden verlangt, mit dem in der Analyse Erreichten allen Schwierigkeiten zu begegnen, auf die er weiterhin treffen wird. Wie sich hier schon zeigt, ist das »Es geht weiter« zu Beginn der Gespräche ein in die Zukunft weisendes, zunächst äußeres Motto. Dagegen fühlt sich nach abgeschlossener Analyse das Ende der Sitzungen und damit der Begegnungen für beide, den Analysanden und den Analytiker, als tatsächlicher Schluss an. Möglicherweise ist das Ende von Psychoanalysen deswegen so wenig diskutiert, weil ja tatsächlich die intersubjektive Perspektive mit den vielfältigen Fantasien real über keinen Ort zum Austausch mehr verfügt. Bei Freud findet sich die Frage, »ob es ein natürliches Ende einer Analyse gibt, ob es überhaupt möglich ist, eine Analyse zu einem solchen Ende zu führen« (Freud, 1937b, S. 62f.). Zugleich sagt er aber, er beabsichtige nicht, zu behaupten, die Analyse sei »überhaupt eine Arbeit ohne Abschluß«, und hält fest: »Wie immer man sich theoretisch zu dieser Frage stellen mag, die Beendigung einer Analyse ist, meine ich, eine Angelegenheit der Praxis« (ebd., S. 96). Dem nachzugehen und Fragen zur Beendigung aus der Praxis zu beleuchten, soll das Ziel der hier dargestellten Überlegungen zu Prozessen und Erfahrungen sein.

»Es geht weiter« bekommt zum Abschluss der gemeinsamen Arbeit dennoch eine Bedeutung: Nach der Analyse, so die Erwartung der Analytiker, verfügen die Analysanden über eine veränderte Innenwelt und einen Zugang zu inneren Objekten, der es ihnen möglich macht, auf die vielen Herausforderungen des Lebens ohne reale Kontakte zum Analytiker zu reagieren. »Es geht weiter« heißt in diesem Sinne, dass die innere Welt des Analysanden sich so verändert hat, dass seine Ausstattung ihm nun eine Lebensführung erlaubt, die sich unbeschwerter, Ich-näher, authentischer, bejahender, reflektierter, selbstsicherer, weniger bedroht darstellt. Im Zuge dieser Entwicklung werden Wiederholungszwänge, negative Übertragungen, Ängste und Zweifel an den Rand gedrängt. Das Innen nach der Analyse zu beforschen, ist ja auch deswegen so schwierig, weil bei geglücktem Verlauf vermutlich weitere analytische Fragestellungen beim Analysanden an Bedeutung verlieren, wohl aber der Analytiker seine eigenen Interessen darstellen müsste. Freud hatte von einem Junktim zwischen Forschen und Heilen gesprochen, im Nachhinein gestaltet sich diese Verknüpfung aber als besonders problematisch. Wenn über das Ende einer Analyse hinaus weitere Erkenntnisse gewonnen werden sollten, müsste es um ein Forschen nach der »Heilung« gehen, mit allen theoretischen, methodischen und auch praktischen Überlegungen. Ein solches Forschen könnte nur in größerem Kontext geleistet werden, nicht in der Bearbeitung von Kasuistiken in der Einzelpraxis. Wie groß der Aufwand solcher umfassenden Studien ist, lässt sich zum Beispiel an Wallerstein (1986) aufzeigen, in dessen Projekt über Jahrzehnte auch die Entwicklung der Patienten nach Beendigung der Psychotherapien miteinbezogen wurde.

Der Blick auf die Übertragungsentwicklung im Ablauf der letzten Stunde, vor allem durch die Analyse der Gegenübertragung, ist ein genuin analytisches Prozedere – aber ohne Fortführung? Muss man nicht fragen, ob ein solches Vorgehen letztlich nicht vergeblich ist, weil dann die realen Kontakte endgültig beendet sind? Sind Analysand und Analytiker am Ende verloren in einer realen Trennung? Was über diese letzte Stunde hinaus bleibt, bleiben kann, was sich im Vergleich zu der Zeit mit Analysestunden definitiv verändert, soll durch die folgenden Überlegungen genauer angeschaut werden.

Was beim Analysanden nach seiner Behandlung bleiben kann: Nach abgeschlossener Analyse wird er sich an vieles erinnern, was in der Zeit seiner Behandlung von Bedeutung war: an im Vergleich zu früher veränderte Sichtweisen, an einzelne Themen, die besonders im Gedächtnis haften, an eine Präsenz, die vorher unbekannt war, an die Aufwertung eigener Kreativität durch das Objekt. Die Erkenntnis, dass es in der Zeit vor der Behandlung nicht nur negative Erfahrungen gab und dass aufgearbeitet werden konnte, was sich als belastend und entwicklungshemmend herausgestellt hatte, hat sich positiv auf das meist beschädigte Selbstvertrauen ausgewirkt. In der Bearbeitung früherer destruktiver Objektbeziehungen haben sich neue Einsichten gewinnen lassen, initiiert durch die Erfahrungen innerhalb des psychoanalytischen Prozesses. Wie wichtig hier die Entwicklung von Übertragungs- und Gegenübertragungs-Manifestationen war, hat sich vielfältig auch in den letzten Kontakten gezeigt. Schließlich war eine Trennung möglich, vorbereitet durch kontinuierliches Durcharbeiten, in dessen Verlauf bisherige Trennungstraumata nicht mehr wiederholt werden mussten. Die Identifikation mit dem Analytiker vermindert zudem das Angstniveau des Analysanden, der sich über das Ende hinaus zuversichtlich zeigen kann.

Was sich für den Analysanden ändert: Dass es nach dem Analyseende keine weiteren Sitzungen mehr gibt, dass sich die Wege von Analytiker und Analysand trennen, steht außer Zweifel. »Die Analyse ist beendet, wenn Analytiker und Patient sich nicht mehr zur psychoanalytischen Arbeitsstunde treffen«, definiert Freud (1937b, S. 63) den Schluss der Behandlung. Darüber hinaus finden sich bei ihm keine weiteren Ausführungen, in denen er die Situation des Analysanden (und auch die des Analytikers) nach der endgültigen Trennung betrachtet hätte. Hierzu gibt es aber sicher viel zu bedenken: Nach der Analyse wird die Distanz zum Analytiker größer, es kommt zum Vergessen von Einzelheiten, die in die Gesamtentwicklung wie eingeschmolzen sind. Der Analysand verfügt jetzt über größere Unabhängigkeit, er beurteilt sein Handeln in Eigenregie, auf der Basis eines neuen Maßstabes, den er sich in der Analyse angeeignet hat. Beim neuen Objekt (dem Analytiker) besteht in der Realität kein Rückhalt mehr; vielmehr ersetzt der Patient Introjekte aus früheren Zeiten durch dieses neue – mit vielfältigen Auswirkungen, wie zum Beispiel bei der Abwehr destruktiver Erfahrungen. Dass es machbar geworden ist, sich ohne Retraumatisierung zu trennen, gehört zunächst zu den Veränderungen. Trennung wird nicht mehr als tödliche Gefahr fantasiert, und die größere Angsttoleranz verhilft zu größerer psychischer Freiheit. Dass diese Veränderungen letztlich dahin führen, dass sie dem Analysanden dauerhaft bleiben, zeigt die Schwierigkeit einer trennscharfen Betrachtung auf.

Grenell (2004, S. 1085) verbindet Anfang und Ende einer Analyse mit folgender Überlegung: »Manche halten die mikroskopischen oder verdichteten Aspekte der analytischen Erfahrung, die in der Endphase sichtbar gemacht werden, für ebenso charakteristisch wie die erste Sitzung einer Analyse. Während die erste Sitzung ahnen lässt, wird in den letzten Analysestunden rekapituliert.« Die Endphase verschmelze noch offene Themen aus der Analyse und fokussiere sie, sodass es zu einer Art Verdichtung komme, die »durch zeitliche Zwänge die potentiell unfassbare Erfahrung in einem fassbaren Container zusammenfallen lässt« (ebd.). Er verweist zudem auf Ogden (2006 [1989], S. 191), der von einer Einengung in der Endphase spreche, bei der das Erleben des analytischen Prozesses sich allmählich vom gemeinsamen analytischen Raum in die Psyche des Analysanden verschiebe.

Letzte Sätze in der Belletristik als Einladungen zu psychoanalytischen Fantasien

»Und es war alles gut«. Unter diesem Titel druckte die *Süddeutsche Zeitung* in der letzten Ausgabe des Jahres 2017 Antworten ab, die zwölf Autorinnen und Autoren auf die Frage gegeben hatten, welcher letzte Satz der deutschsprachigen Erzählliteratur ihnen besonders wichtig sei. Diese »Auskunft über die Kunst des Aufhörens« kann insofern als dem Thema der letzten Stunde in einer Psychoanalyse verwandt angesehen werden, als es sich um ein Schlusswort am Ende von langen Entwicklungen und Verstrickungen, Schicksalen, Wünschen, Sehnsüchten und vielem mehr handelt, über die es danach keine weiteren Einsichten mehr gibt. Es würde jetzt zu weit weg führen, das Paar Autor – Leser mit dem Paar Analysand – Analytiker zu vergleichen, soll der Schwerpunkt dieser Bemühungen doch auf dem letzten Kontakt zwischen den beiden Beteiligten, also im einen Fall beim Abschließen der Lektüre eines Buches, im anderen Fall am Ende einer Analyse, liegen. Hier folgt nun eine kleine Auswahl unterschiedlichster Schlusssätze aus der Erzählliteratur, mit den Kommentaren derer, die sie ausgewählt haben. Diese Sammlung letzter Sätze lädt zu psychoanalytischen Fantasien ein, stellt sie doch zu letzten Stunden in psychoanalytischen Behandlungen eine Art Verwandtschaft her, die im Blick auf eine Annäherung an das vorliegende Thema eine eingehendere Betrachtung wünschenswert macht.

Peter Handke lässt das Buch *Wunschloses Unglück* mit dem Satz ausklingen: »Später werde ich über das alles Genaueres schreiben.« Wie der Autor Nico Bleutge in seinem Kommentar erläutert, war in Handke nach dem Selbstmord seiner Mutter ein starker Wunsch entstanden, über diese zu schreiben. In diesem Text habe er dann über Leben und Tod der Mutter berichtet und gleichzeitig über die Art seines Schreibens, also über sich selbst, reflektiert. Dem Schicksal der Mutter im Schreiben gerecht zu werden, hat sich, so Bleutge, für Handke offensichtlich als äußerst schwierig erwiesen. Er greift die Paradoxie auf, dass Sprache nicht ohne Verallgemeinerung denkbar sei, umgekehrt aber zu persönlich sein könne. Von daher sei der letzte Satz in diesem Buch ein Hinweis, dass Handke sich nicht da angekommen fühlte, wo er ursprünglich hingewollt hatte – und dass ihm aber eine wirkliche Beendigung dieser Thematik zu diesem Zeitpunkt nicht möglich war. So steht die Verschiebung auf ein »Später« vor allem dafür, den Text noch nicht vollenden zu können.

Dass man auch in Psychoanalysen nicht das Ziel erreicht, das man ursprünglich anstrebte, ist eine wichtige Erfahrung, die sowohl Analysand wie auch Analytiker gelegentlich machen. So entsteht eine Situation, in der an eine Weiterführung gedacht werden kann, zu einem noch nicht absehbaren, vielleicht sehr viel späteren Zeitpunkt. Sollte die Aufarbeitung der wichtigsten Themen zum Ende einer Behandlung noch nicht abgeschlossen sein, zeugt ein Verweis in die Zukunft von der Zuversicht, dass es eines Tages möglich sein wird, zu einem Abschluss zu gelangen. Dabei muss offenbleiben, ob diese Verlagerung auf eine unbestimmte Zukunft vom Analysanden, vom Analytiker oder von beiden ausgeht.

Mit folgenden Sätzen hat Christoph Hein seine Novelle *Der fremde Freund* enden lassen: »Ich bin gesund. Alles, was ich erreichen konnte, habe ich erreicht. Ich wüsste nichts, was mir fehlt. Ich habe es geschafft. Mir geht es gut.« Diese Worte hat er die Protagonistin und Ich-Erzählerin dieser Novelle sprechen lassen, ein Anlass für die kommentierende Autorin Judith Schalansky, sich mit diesen Aussagen auseinanderzusetzen. Als Schlusspunkt eines literarischen Textes könne diese Passage Misstrauen und Furcht erregen, vor allem, wenn man wisse, wie es um diese Frau wirklich bestellt sei. Es handele sich um eine höchst rationale, aber tief verwundete Frau, die aus Angst vor Verletzungen einen Rückzug aus der Welt, von den Menschen und von sich selbst angetreten habe. Sie habe erreicht, sich in einem Leben einzurichten, ohne sich selbst begegnen zu müssen. Die Lebensbilanz dieses »Mir geht es gut« sei so schrecklich, weil klar werde, dass die Protagonistin sich vollends aufgegeben habe. Der Romanautor habe hinter den Schlusssatz in neuer Zeile dann noch ein »Ende« gesetzt, worin Schalansky einen Kommentar zu seiner Heldin sieht.

In analytischen Prozessen würde man solchen Formulierungen am Ende einer langen gemeinsamen Strecke sicher sehr misstrauisch begegnen. Die Bereitstellung von fünf knappen, beinah atemlosen Sätzen hintereinander mutet beim ersten Hinschauen wie ein Bemühen an, auf keinen Fall Widersprüche oder Zweifel zu dulden. Vermutlich könnte man an eine falsche depressive Position denken oder an ein falsches Selbst – in beiden Fällen eine Bilanz, in der eine deutliche Entfernung von der wahren Befindlichkeit, eine Verfehlung der authentischen Persönlichkeit zum Ausdruck kommt. Der Analytiker würde einen Patienten mit einer solchen Abschiedsformel, so es dazu käme, nicht gehen lassen wollen. Allerdings finden sich so radikale Äußerungen vielleicht nur bei Patienten, die sich in so großem Widerstand befinden, dass sie gar nicht zugänglich sind für eine relativierende Sichtweise, die näher an ihrer psychischen Realität läge. Dass das eigene Befinden am Ende der Behandlung schöngeredet wird, um mit dem Schluss und den vielen dadurch entstandenen Gefühlen besser zurechtzukommen, hat eine andere Qualität als dieses undurchdringliche Bollwerk »Mir geht es gut«. Das »Ende«, vom Autor als Wort unter die Novelle gesetzt, kann dann als Ende aller Zuversicht und Hoffnungen verstanden werden, eine Erfahrung, vor der man sich als Analytiker fürchten müsste.

Mit ihrer Erkundung des letzten Satzes hat Teresa Präauer sich auf eine sehr berühmte Erzählung bezogen: Sie zitiert aus der *Traumnovelle* von Schnitzler. Hier handelt es sich allerdings nicht um eine einfache Feststellung zum Schluss des Textes, vielmehr lässt Schnitzler seine Novelle mit einer vielgliedrigen Abfolge von Szenen enden:

> »So lagen sie beide schweigend, beide wohl auch ein wenig schlummernd und einander traumlos nah – bis es wie jeden

> Morgen um sieben Uhr an die Zimmertür klopfte und mit den gewohnten Geräuschen von der Straße her, einem sieghaften Lichtstrahl durch den Vorhangspalt und einem hellen Kinderlachen von nebenan der neue Tag begann.«

Das Ende des Textes, so die Autorin, reicht im Reigen der Ereignisse dem Anfang die Hand; die alltägliche Ordnung wird wiederhergestellt, sodass sie formuliert: »Auf ein Neues!« Würde man diese Haltung in der psychoanalytischen Arbeit nicht als Bedürfnis nach Ungeschehenmachen verstehen? Der Schluss dieser Novelle kann den Leser dazu verführen, die Ereignisse zu bagatellisieren; er könnte sich fragen, ob denn in der Nacht zuvor wirklich etwas geschehen war. Käme es in einer psychoanalytischen Behandlung zu einem solchen Ende, wäre der Analytiker vermutlich hochgradig alarmiert. Er müsste sich fragen, wieweit hier das Bedürfnis vorliege, Fantasien, Visionen, Vorstellungen und Traumbilder nicht wahrhaben zu wollen und stattdessen in eine Realität zurückzufinden, in der diese Erlebnisse an Bedeutung verlören. Die Frage des Umgangs mit vorher unbewussten Bereichen, mit denen die analytische Arbeit tagtäglich zu tun hat, stellt sich hier mit großer Dringlichkeit: Im Abwehrmechanismus des Ungeschehenmachens liegt die Gefahr, neu gewonnene Einsichten, Erweiterungen im Denken und Erleben, veränderte Einstellungen zu sich selbst nicht bewahren zu können. Zum Ende der Behandlung wünschte sich der Analytiker, dass eine Integration der bedrohlichen Erfahrungen schon über einen längeren Zeitraum stattgefunden hätte.

Georg Büchner lässt seinen Roman *Lenz* mit dem Satz enden »So lebte er hin«. Der Autor Lukas Bärfuss hält diesen Schluss für den »gefährlichsten Schlusssatz der Weltliteratur«. Er geht in seinem Kommentar zwei gegensätzlichen Bedeutungen von »Hinleben« nach und weist darauf hin, dass der Leser damit in der Unsicherheit bleiben müsse, was denn damit gemeint sei. In diesem Satz fehle die Präposition, die zu mehr Eindeutigkeit führen könnte: Geht es um »auf etwas hinleben« oder um »vor sich hinleben«? Es handele sich um zwei Perspektiven, die eine zielgerichtet und hoffnungsvoll, die andere eher resignativ-aufgebend. Bärfuss sieht in dieser Beendigung des Romans die Botschaft, dass wir – wie Lenz – ungetröstet, schwankend, schließlich unerlöst zurückbleiben.

Auch in letzten Sätzen von psychoanalytischen Behandlungen finden sich solche Mehrdeutigkeiten, die aber kaum noch aufgearbeitet werden können, da der zeitliche Rahmen zu enge Grenzen setzt. So hat zum Beispiel eine Patientin in der letzten Stunde davon gesprochen, sie hoffe darauf, die Analytikerin nicht wiederzusehen. Eine Vertiefung dieser Vorstellung wäre wünschenswert, um zu verstehen, was sie meinte: Es könnte bedeuten, sie möchte so gesund und unabhängig bleiben, dass sie die Analytikerin nie mehr braucht; es fühlt sich aber auch aggressiv an, in dem Sinne, dass die Analytikerin aus ihrem Umfeld gänzlich verschwinden sollte – wie ein unbewusster Vernichtungswunsch. Diese Ambivalenz wird nicht mehr zu klären sein; die Befassung damit kann nur im Nachhinein von der Analytikerin aufgenommen werden, die sich über das Ende hinaus für eine Fortsetzung dieser Fragestellung interessiert. Wenn Bärfuss sagt, Büchner lasse uns mit seinem letzten Satz unerlöst zurück, so kann das auch für psychoanalytische Behandlungen gelten, die ungeklärt mehrdeutig enden.

Für *Winnetou*-Fans sei hier der allerletzte Satz der gesamten *Winnetou*-Reihe zitiert: »Ich frage: Ist das nicht interessant?« Der Autor Marcel Beyer weist darauf hin, Karl May habe Nachrichten aus fernen Ländern Zeitungen und Reiseführern entnommen und daraus fiktive Reisen beschrieben, die er als tatsächliche ausgab. Ein einziges Mal sei er in Amerika gewesen (1908), und auch danach habe er weiter Zeitungsmeldungen übernommen, sich offen als Kopist betätigt. Seine Reisen hätten in Mays Kopf stattgefunden, betont Beyer, als habe er der eigenen Wahrnehmung nicht getraut und das unbewusste Bedürfnis gehabt, offenzulegen, wie er Gelesenes immer wieder in Erlebtes transformierte.

May hat sein umfangreiches Werk in einer Art und Weise beendet, wie sie im letzten psychoanalytischen Kontakt wohl kaum vorkommen würde. Er zeigt sich äußerst distanziert, indem er inhaltlich nicht mehr auf seine Protagonisten eingeht. Stattdessen schließt er seine Erzählungen mit einer Frage ab, in der er um Zustimmung wirbt: »Ich frage: Ist das nicht interessant?« Sein letzter Satz bedeutet also auf der einen Seite, dass er die Erzählebene verlässt, auf der anderen Seite aber zeigt er seine Bedürftigkeit, seinen Wunsch nach narzisstischer Gratifikation. Wenn ein Patient sich am Ende seiner psychoanalytischen Behandlung mit einer solchen Äußerung verabschieden würde, hätte er einen Weg gefunden, aus der gemeinsamen Arbeit auszusteigen und den Analytiker mit den unerwünschten Gefühlen zurückzulassen, die sich bei ihm wohl als unerträglich herausgestellt hatten. Wie schwer es May gefallen ist, sein Werk abzuschließen, wird aus diesem letzten Satz nicht deutlich. Bei einem Patienten könnte ein solches Vorgehen als Versuch verstanden werden, die Bedeutung des Abschieds nicht zu spüren.

Dass der Schluss eines Romans auch romantisch verklärt sein kann, beschreibt Brigitte Kronauer anhand zweier Beispiele. Zum einen zitiert sie Eichendorff, dessen Roman *Aus dem Leben eines Taugenichts* mit dem Satz » – und es war alles, alles gut« endet. Zum anderen bezieht sie sich auf *Maria Schnee* von Eckard Henscheid, der die von ihm selbst so bezeichnete »Idylle« ausnahmslos in jedem Satz, jeder Beobachtung unterbringe. Sie teilt uns den »fast zärtlichen Schlusssatz« mit, in dem sie den verabschiedeten Gast als Abgesandten einer besseren Welt versteht: »Mit der flachen Hand winkte er Hermann bewegt und freundlich zu und ihm lange nach.«

Eine solche Stimmung, beschönigend bei Eichendorff, hoffnungsvoll bei Henscheid, wäre in einer letzten psychoanalytischen Sitzung durchaus vorstellbar: Die Flucht in eine vermeintlich bessere Welt kann eine Hilfe für den Analysanden sein, mit dem Ende seiner Analyse zurechtzukommen. So kann er es wagen, auf sich gestellt zunächst unter Hintanstellen der Schwierigkeiten einen Neuanfang einzugehen. Sicherlich würde die Analytikerin ihm eine realistischere Sicht der Umstände wünschen, es ist aber denkbar, dass über eine beschönigende Verabschiedung der Übergang in die neue Situation gelingt. Wenn im letzten Kontakt ein vielleicht etwas sentimentaler Analysand auf einen zuversichtlichen Analytiker trifft, kann das als Weichenstellung für eine Zukunft auf getrennten Wegen verstanden werden.

Zum Abschluss dieser Betrachtungen sei nun noch, unabhängig von den oben dargestellten letzten Sätzen aus der Erzählliteratur, Heinrich Spoerl zitiert; er lässt sein Buch *Die Feuerzangenbowle* folgendermaßen enden: »Wahr sind auch die Erinnerungen, die wir mit uns tragen; die Träume, die wir spinnen, und die Sehnsüchte, die uns treiben. Damit wollen wir uns bescheiden.« Diese letzten Sätze können auch als Brückenschlag zur Psychoanalyse dienen.

Die letzte Stunde in der psychoanalytischen Begegnung

Äußere Bedingungen

Das Ende einer psychoanalytischen Behandlung ist von sehr vielen Faktoren, Komponenten und Entwicklungen abhängig, die im Zusammenspiel zu einer Terminabsprache der beiden Beteiligten führen. Nach Novick und Novick (2008) sollte das Thema Beendigung bereits mit der Aufnahme der gemeinsamen Arbeit mitbedacht werden. Dass der Analysand nicht zu Beginn mit dem Ende konfrontiert werden will, liegt auf der Hand. Aber dass ein erfahrener Analytiker am Anfang auch an den Schluss denkt, kommt der gemeinsamen Arbeit sicher zugute. Er sorgt damit für den Entwurf eines verbindlichen Rahmens, dem er sich mit seinem Patienten verpflichtet fühlt. Wie lange man die psychoanalytische Arbeit miteinander tatsächlich fortführt, hängt nicht nur von der Übertragungs-Gegenübertragungs-Entwicklung ab, sicherlich liegt hier aber der Schwerpunkt für die beidseitige Motivation, eine lang andauernde Erkundungsreise zu unternehmen. Bei längeren Psychoanalysen wird man über viele Monate auf die Beendigung hinarbeiten, wobei auch in den ersten Jahren diese Thematik präsent sein wird – bei Stundenausfällen, in Urlaubsphasen, bei Krankheiten, bei Veränderungen der Alltagssituationen, sei es beim Analysanden, sei es beim Analytiker.

Dass der letzte Kontakt gut vorbereitet stattfinden kann, ist einer zeitlichen Vorausschau und frühen Absprachen geschuldet. Wenn hier zunächst die äußeren Bedingungen untersucht werden sollen, heißt das, den Blick auf die Bedingungen einzugrenzen, die zum positiven oder weniger positiven Verlauf der Psychoanalyse beitragen. Zunächst ist es wichtig, die Bezahlung der Stunden sicherzustellen, über das Budget der Versicherung und mögliche

Selbstfinanzierung zu sprechen. Viele Patienten können dazu am Anfang oft nichts sagen, da sie noch keine Erfahrung mit der psychoanalytischen Therapie mitbringen. Spätestens wenn die Krankenkasse dann nicht mehr bewilligt, stellt sich die Frage, ob und wie die Psychoanalyse weitergehen kann. Die letzte Stunde hängt daher von der Bereitschaft des Patienten ab, so früh wie möglich über eine Fortführung aus eigenen Mitteln nachzudenken. Die 300. Stunde wird dann häufig zur letzten, und der Analytiker muss zur Kenntnis nehmen, dass nicht die innere Dynamik für die Beendigung spricht, wohl aber die finanzielle Situation seiner Patienten, also die ökonomische Situation.

Eine weitere Bedingung, durch die das Ende einer Psychoanalyse beeinflusst wird, ist die Stabilität der Wohn- und Arbeitsverhältnisse des Analysanden, in geringerem Maße des Analytikers. In den letzten Jahren ließ sich eine Zunahme an räumlicher Flexibilität in der nachwachsenden Generation finden, sodass es häufiger zu Ortswechseln kommt, sei es wegen eines neuen Jobs, sei es aus privaten Gründen. Insofern kann eine längere analytische Arbeit bis zu ihrem Abschluss für einige Analysanden nicht verbindlich festgelegt werden, bringen sie doch von Beginn an Zukunftsperspektiven mit, die mögliche Wechsel beinhalten. Freud hat früh dazu gesagt:

»Vor der Schädigung durch die Ausführung seiner Impulse behütet man den Kranken am besten, wenn man ihn dazu verpflichtet, während der Dauer der Kur keine lebenswichtigen Entscheidungen zu treffen, etwa keinen Beruf, kein definitives Liebesobjekt zu wählen, sondern für alle diese Absichten den Zeitpunkt der Genesung abzuwarten« (Freud, 1914g, S. 133).

Dieser Empfehlung, so überzeugend sie sich liest, kann heutzutage nicht mehr gefolgt werden, da Analysen sehr viel länger dauern als zu Freuds Zeit, sodass es ziemlich weltfremd erscheinen müsste, die Wahl eines Jobs, eines Partners, einer Stadt, gar einer Familiengründung aufzuschieben, bis die Psychoanalyse abgeschlossen wäre. Auch wenn am Beginn einer Psychoanalyse eine langwährende gemeinsame Arbeit möglich erscheint, wird man mit unvorhersehbaren Veränderungen rechnen müssen. Die letzte Stunde findet daher manchmal viel zu früh statt; selbst beim Pendeln zwischen dem neuen Ort und dem Sitz des Analytikers reicht die Zeit oft nicht aus. Dass auch unbewusste Motive mitspielen, wenn die Veränderungen so bereitwillig gesucht und gefunden werden, sei hier schon einmal erwähnt; darauf wird später zurückzukommen sein. Der Verlust des Arbeitsplatzes, der eine Veränderung notwendig macht, lässt dem Analysanden aber häufig nicht wirklich eine Wahl: Er wird sich neu orientieren müssen, will er nicht gänzlich aus seiner Lebensplanung herausfallen.

Eine Veränderung beim Analytiker ist weniger wahrscheinlich, aber auch hier kann es Situationen geben, in denen der gewünschte Termin für den letzten Kontakt unerreicht bleibt. Ob man an veränderte Familienverhältnisse des Analytikers denkt, an Ortswechsel, Krankheit oder gar Tod – die Fortführung und Beendigung der mit dem Analysanden begonnenen psychoanalytischen Arbeit, die gut genug, ausführlich genug, förderlich genug sein sollte, ist letztlich ein Versprechen, mit dem eine ernsthafte Absicht verbunden ist, das aber nicht immer gehalten werden kann.

Innere Bedingungen, dem Bewusstsein zugänglich

Obwohl bei den inneren Bedingungen bewusste und unbewusste Motive miteinander verwoben sind, soll hier zunächst untersucht werden, wie die innere Situation des Analysanden (und auch die des Analytikers) entscheidend zu einem mehr oder weniger günstigen Abschluss des analytischen Prozesses beiträgt. Zunächst soll auf die bewussten Empfindungen und Hinweise eingegangen werden, die Aufschluss über die Einstellungen zur analytischen Arbeit geben können. Im günstigsten Fall entwickeln Analysand und Analytiker gemeinsam eine Vorstellung von der Beendigung der Analyse, wobei rationale Begründungen im Vordergrund stehen dürften. So sprechen die Stabilisierung des Patienten, sein gestärktes Selbstvertrauen, seine Einsicht in Veränderungsmöglichkeiten, sein Umgang mit (Rest-)Symptomen dafür, das analytische Setting aufzugeben und die neu erworbene Selbständigkeit und Zuversicht mit dem Ende der Sitzungen zu unterstreichen. Der Leidensdruck, mit dem der Analysand in die psychoanalytische Praxis gekommen ist, dürfte zum Ende der Behandlung hin sehr vermindert beziehungsweise nur noch wenig relevant sein. Die hinzugewonnene Ich-Stärke befähigt ihn, neue Wege zu gehen und die eigenen Ressourcen zu nutzen. Der Analytiker seinerseits, der die Entwicklung von Übertragung und Gegenübertragung immer wieder auf Veränderungen überprüft hat, wird das Ende der gemeinsamen psychoanalytischen Arbeit dann gutheißen können, wenn er seinen Patienten loslassen kann, wenn er ihm zutraut, sein Leben strukturiert zu meistern. Die Arbeit am Widerstand des Analysanden, das jahrelange Durcharbeiten seiner Themen führt schließlich auch beim Analytiker zu der Überzeugung, dass der Prozess abgeschlossen werden kann.

Das einvernehmliche Ende ist allerdings nicht immer möglich, sodass es manchmal schwierig wird, einen Konsens über den Zeitpunkt des Aufhörens zu bilden. Meist liegt es an einer unterschiedlichen Einschätzung des bereits Erreichten, dass Analysand und Analytiker sich schwer tun, den letzten Termin festzulegen. Die Ambivalenz der Patienten trägt dazu bei, nicht geduldig bis zum guten Schluss auszuharren, sondern früher zu erproben, ob es nicht auch ohne psychoanalytische Sitzungen gehen kann. Die Fortschritte werden vielleicht auch überschätzt, der Analytiker sieht die Situation kritisch, und dann kann es zu vorzeitigen Beendigungen (aus Sicht des Analytikers) oder (unversöhnlichen) Abbrüchen kommen. Dass ein Analysand zu früh aufhört, kann aber auch mit seiner psychischen Verfasstheit zu tun haben: Fürchtet er Erkenntnisse, die einem noch unbekannten unbearbeiteten Trauma zu nahe kommen, dem er sich noch nicht gewachsen fühlt, ist sein Schritt als Selbstschutz zu verstehen. Dass die Einigung über das Ende nicht einfach ist, zeigen auch Erfahrungen, in denen der Analytiker sich ein Ende vorstellen kann, der Patient aber anklammernd an seinen Sitzungen festhält. Aus Sicht des Analytikers kann dieser Analysand durchaus auf eigenen Füßen stehen; dessen Angst ist aber noch groß. Hier ist man an das Bild eines Einjährigen erinnert, der gerade erste Gehversuche macht und die helfende Hand noch nicht loslassen will.

Rehberger (2017, S. 122) schlägt zur Festsetzung des Endes eine Lösung vor, in der die Einschätzung des Analytikers zurückstehen muss: »Die Entscheidung über den Zeitpunkt der Beendigung der Behandlung wird der Analysandin oder dem Analysanden überlassen«. Er sieht darin ein Vorgehen, die Eigenständigkeit der Patienten zu stärken. Wenn man die Zeit zwischen der ersten Ansage der letzten Analysesitzung bis zum tatsächlichen Ende im Hinblick auf die aufkommenden Themen überprüfe, könne man von einem »Kernstück der Behandlung« sprechen. In diesem Zeitraum verdichteten sich die entscheidenden Konflikte und ließen sich intensiviert durcharbeiten. Rehberger arbeitete mit Patienten, die an Trennungsängsten litten; so lässt sich verstehen, dass sich diese Art der Terminfindung in seiner Arbeit wohl oft bewährt hat. Dass der Analytiker sich hierbei aber auch stärker einbringen kann, also sich in der Terminfindung flexibel verhalten kann und sollte, sei im Hinblick auf die Vielfalt der Symptome und Problemstellungen in einer analytischen Praxis angemerkt. So spricht zum Beispiel Pflichthofer (2017, S. 135) davon, dass die Trennungsphase »sowohl durch den Patienten als auch durch die Therapeutin« gestaltet werden solle. Sie sieht darin eine Möglichkeit, regressive Prozesse zu begrenzen. Dagegen hat sich Lipton (1961) dafür ausgesprochen, an der Technik der freien Assoziation bis zur letzten Minute der letzten Stunde festzuhalten. Aus heutiger Sicht wäre ein solches Vorgehen vor allem deswegen problematisch, weil der Analysand damit allein gelassen würde, sich in seinem Alltag, seiner Realität am Ende seiner Analyse ohne Übergang einzufinden.

Unbewusste Motive

Dass unbewusste Motive für die Entscheidungsfindung ausschlaggebend sein und die Einschätzung eines günstigen Termins für die Beendigung erschweren können, für beide Beteiligten, soll nun genauer untersucht werden. Das Analyseende bedeutet die Trennung von Analysand und Analytiker: Es finden keine gemeinsamen Stunden mehr statt, man geht seiner Wege, die vormals fest im Alltag verankerten Stunden werden vom Analysanden mit anderen Inhalten gefüllt und vom Analytiker mit neuen Interessenten belegt. Faktisch handele es sich um eine vollständige Trennung, schreibt Schafer (1999, S. 243), psychisch gesehen müsse das aber nicht so sein, auch wenn es dem unbeteiligten Beobachter so scheine, »denn das Objekt bleibt in verschiedenen Erscheinungsformen in der Innenwelt lebendig, z. B. als Identifizierung«. Schafer verspricht sich durch die Beschäftigung mit dem Analyseende besonderen Aufschluss über psychische Trennungsprozesse, über die Möglichkeiten, sie rückgängig zu machen oder gar nicht erst zu erleben. Das würde bedeuten, dass diese Prozesse dann unbewusst blieben. Dazu führt er aus, dass es sich bei Trennung um ein Konstrukt handele, das aus analytischer Sicht nicht als Ereignis verstanden werden könne, das sich von außen beschreiben ließe. Nach Schafer konstruierten die Subjekte ihre individuelle Version von Trennung oder Nicht-Trennung, und durch die Untersuchung der Innenwelt erfahre der Analytiker mehr von der Natur dieses Konstrukts. Sobald das Ende der Analyse Thema werde und näher rücke, gerate die analytische Beziehung vermehrt in Bewegung.

Schafer hat einen weiteren Gedankengang entwickelt, der für das Verständnis der letzten Stunde zu jenen Motiven führt, die, nicht klar ersichtlich, nur erschlossen werden können. Er beschreibt eine Schwierigkeit des Patienten, die zum Ende der Analyse zu einem Problem werden könne: Wenn der Analysand beginne, eine falsche depressive Position einzunehmen, könne es zu einer Täuschung über seine tatsächlich erreichten Entwicklungsschritte kommen. Er scheine sich um eine Weiterführung der Arbeit zu bemühen, behindere mit dieser Haltung aber seinen analytischen Prozess. Man könne davon ausgehen, so Schafer, dass der Patient sich die Schmerzen des Analyseendes ersparen wolle oder bereits dessen Antizipation mit allen Mitteln vermeide. Die Gegenübertragung des Analytikers könne die Entwicklung in die falsche depressive Position veranlassen oder verstärken, wenn er seinem Patienten in eine Haltung der Vermeidung folge. Dann sei auch der Analytiker in Gefahr, nicht authentisch zu fühlen und zu handeln, die depressive Position zu verfehlen. In dieser Situation werde er kaum in der Lage sein, dem Patienten dabei zu helfen, das Ende der Analyse angemessen zu erleben. Es könne auch passieren, dass der Patient in die falsche depressive Position gedrängt werde und sich um den verstörten Analytiker mit Trost und Rücksichtnahme kümmere.

Mit den Versuchen, sich schmerzhafte Gefühle über das Ende zu ersparen, dürften auf beiden Seiten, sowohl beim Analysanden wie auch beim Analytiker, bedrohliche Ängste in Schach gehalten werden. Wenn man nicht wahrhaben will, dass die gemeinsame analytische Arbeit zu einem bestimmten Zeitpunkt aufhört, wenn es keinen Raum für die Trauer über das unwiderrufliche Ende einer Analyse gibt, dann erliegt man einer Täuschung über die eigenen Möglichkeiten, sich authentisch mit seinen Gefühlen auseinanderzusetzen. In der psychoanalytischen Praxis begegnet man immer wieder Abwehrstrategien wie Verdrängung und Verleugnung, mit denen beunruhigende Gedanken und Empfindungen über das Erleben des Endes ferngehalten werden sollen.

In dem Bemühen, diese dem Bewusstsein fernen Gefühle näher zu untersuchen, sieht man sich zunächst grundlegenden Fragen gegenüber: Was muss denn mit aller Kraft vermieden, versteckt, verschwiegen werden? Was darf, was soll man gar nicht wissen und denken? Warum dieses heimliche Einvernehmen von Analysand und Analytiker über den Umgang mit dem Analyseende? Dem, was als Thema unbedingt vermieden werden soll, nähert der Analytiker sich am besten über die eigene klinische Erfahrung an, um zu einer Aufklärung solcher Fragen zu kommen. Meist lässt sich herausfinden, dass solchen Manövern wie dem Einnehmen einer falschen depressiven Position eine existenzielle Angst des Analysanden zugrunde liegt, die durch das Ende der Analyse hätte bewusst werden können – mit der Konsequenz für ihn, diese nicht aushalten zu können. Auch der Analytiker kann versucht sein, unerwünschte Gefühle von sich fernzuhalten, seinen durch die Trennung aktualisierten Ängsten auszuweichen. Die aufkommenden Ängste mögen bei den beiden Beteiligten unterschiedlich gewichtet sein, vermutlich finden sich aber Entsprechungen darin, dass man nach einer langen gemeinsamen Zeit fruchtbarer Arbeit quasi Hand in Hand geht mit der Vermeidung der klaren Sicht auf das, was entsetzlich ängstigt.

Zunächst soll der Analysand in seiner Angst vor dem Alleinsein beschrieben werden: Wenn die analytischen Sitzungen beendet sind, sieht er sich in einer Situation, in der er ohne Beistand, ohne vertraute Begegnung, ohne kritische Stellungnahme durch seinen Analytiker sein Leben meistern muss. Es liegt nahe, dass frühere Trennungserfahrungen aktualisiert werden, die während der analytischen Stunden durchgearbeitet wurden. Wieweit diese neuerliche Trennung den Patienten in die Lage versetzt, sich mit dem unvermeidlichen Ende zu versöhnen, wird von dieser analytischen Arbeit abhängig sein, von der Reife, die der Analysand im Laufe des Prozesses entwickeln konnte. Und welche Rolle traumatische Trennungen für die jetzige Situation spielen, das wird vor allem durch die vorangegangenen Erfahrungen und Erkenntnisse bestimmt, die durch das Durcharbeiten gewonnen werden konnten. So unterschiedlich auch der Umgang mit Situationen des Alleinseins bei verschiedenen Patienten sein mag, so sicher handelt es sich hier um eine universelle Aufgabe in der menschlichen Entwicklung, die im Grunde mit der Geburt – einer ersten folgenschweren Trennung – beginnt und sich immer wieder neu stellt.

Sich »mutterseelenallein« zu fühlen, kann größte Ängste auslösen: So schildert ein Patient einen immer wiederkehrenden Traum, in dem er in einer weiten Landschaft aus einem Zug steigt und den Zug weiterrollen sieht. Dann befindet er sich über Stunden in einem Zustand der Orientierungslosigkeit; er weiß nicht, wo er ist, was er tun, wo er ein menschliches Gegenüber finden kann. Die Haltestelle, in der er den Zug verließ, lässt keinerlei Aufschluss über die Gegend zu. Er erlebt größte Verzweiflung. Lange Zeit endete dieser Traum in einem erschreckten Aufwachen, mit Symptomen starker Angst. Nach einigen Jahren fügte der Patient aber beim Aufwachen ein Objekt hinzu und begann, sich in der Szene zurechtzufinden.

Wenn durch die Trennung am Ende der Analyse Gefühle größter Angst erneut auftauchen könnten, versuchen Patienten sich davor zu schützen; sie vermeiden die Befassung mit dieser Thematik, um zu verhindern, dass sie sich im Stich gelassen fühlen, einem unerträglichen Alleinsein ausgesetzt, verlassen von der Bezugsperson, die in der Übertragung Züge von Mutter, Vater, Partner, Geschwistern angenommen hatte.

Aufseiten des Analytikers bedeutet das Ende einer Analyse ebenfalls eine Trennung, auch bei ihm werden frühere Konflikte und damit verbundene Probleme aktualisiert; auch bei ihm wird ein Bedürfnis entstehen, sich selbst zu schützen. Durch seine Ausbildung hat er sicher kennengelernt, wie er mit Gefühlen von Verlassenheit und Angst vor Vereinsamung umgeht. Dass aber jede Abschiedssituation am Ende einer Analyse die Angst wecken kann, eines Tages allein zu bleiben, die beruflichen Kontakte nicht mehr wahrnehmen zu können, auf eine »leere Couch« (Junkers, 2013) zu blicken, das wird, je nach persönlicher Situation des Analytikers, nicht unbedingt bewusst werden. So sieht er sich in der letzten Stunde mit seinem Analysanden sowohl aktualisierten persönlichen Trennungserfahrungen gegenüber als auch Gedanken zu seinem beruflichen Weiterarbeiten. Wenn der nächste Patient schon lange auf einen Platz wartet, ist die Gefahr nicht so groß, dass der Analytiker Angst entwickelt, allein bleiben zu müssen, sich Gefühlen von Verlassenheit gegenüber sieht. Aber damit ist das Problem nicht gelöst, dass auch der Analytiker Gefühle von Vereinsamung vermeiden, dass er sich dem Schmerz des

Verlassenwerdens nicht stellen möchte. Was seine Gegenübertragung betrifft, so wird er durch den scheidenden Patienten mit Empfindungen konfrontiert, in denen er sich auch als der Zurückgelassene erlebt. Dazu kann die Sorge kommen, der Patient messe ihm keine Bedeutung mehr zu, weil die Analyse ende, und er werde schnell in Vergessenheit geraten zugunsten neuer Objekte. Allein bleiben zu müssen, fürchtet er vermutlich ebenso sehr wie sein Analysand, der, anders als sein Analytiker, in der Wegbewegung zu neuen Ufern aufbrechen könne.

Die Vorstellung, verlassen zu werden und weiterhin allein zu sein, ist sicher die grundlegende Angst am Ende einer Analyse. Es finden sich aber weitere Ängste, mit denen der Patient konfrontiert ist und die auch den Analytiker tangieren. So bringt der Analysand die Befürchtung zum Ausdruck, es werde ihm in Zukunft wieder schlechter gehen, die Symptome und Beeinträchtigungen könnten ohne Analyse zurückkehren und ihn stärker verunsichern. Es kommt ja häufig zu einem Aufflackern der Symptome, wenn die letzte Stunde feststeht, was als Appell des Analysanden verstanden werden kann, das Ende doch noch einmal zu überdenken. Darin könnte eine unbewusste Befürchtung zum Ausdruck kommen, sich für die Therapie nicht genügend Zeit gelassen zu haben. In der Abschiedsstunde war nach der Erfahrung der Analytikerin zumeist keine Rede davon, dass der Patient sich schlecht fühlte. In diesem letzten Kontakt hat in den meisten der untersuchten Fälle die Zuversicht überwogen, mit den neu gewonnenen Einsichten und Erkenntnissen das Leben besser meistern zu können als in der Zeit vor der Therapie. Wenn das Ende mit dem Analytiker lange vorbereitet und so den unterschiedlichsten Abwehrmechanismen noch einmal Raum gegeben wurde, verringert sich die Angst vor Rückfällen. Je klarer die Funktion einer Symptomatik herausgearbeitet werden, je konsequenter das Durcharbeiten stattfinden konnte, desto weniger wird sie nach dem Ende wiederholt werden müssen. Nach einem günstigen Verlauf sieht der Analysand sich dann in der Lage, seine Symptome nicht mehr zu benötigen, sodass die oben beschriebenen Ängste gegenstandslos werden. Es kommt hinzu, dass das Ende der Analyse eine Chance beinhaltet, ohne Hilfe zurechtzukommen. Diese Idee neu gewonnener Autonomie kann quasi als Gegengewicht zu den aufkommenden Ängsten eine beflügelnde Wirkung haben.

Der Analytiker fragt sich am Ende einer Analyse möglicherweise, ob er denn »gut genug« gearbeitet, ob er nicht dies oder jenes versäumt habe in seinen analytischen Bemühungen. Er wird in seinem Rückblick sicherlich auf Passagen stoßen, zu denen er jetzt andere Vorstellungen hätte als früher, wird Interventionen kritisch sehen, die ihm damals angebracht schienen, kurz: Er wird mit Zweifeln an seiner fachlichen Kompetenz konfrontiert sein. Dahinter lässt sich eine unbewusste Befürchtung vermuten, er fühle sich als Versager, der den Anforderungen seines Berufes in keiner Weise gewachsen sei. In der analytischen Praxis ist die Verführung groß, dem Patienten in der letzten Stunde Mut zu machen, ihm gut zuzureden, sich optimistisch zu geben – damit lassen sich eigene Zweifel des Analytikers bezüglich des Erreichten verscheuchen. Er kann dann in bestimmten Fällen auch der Einsicht ausweichen, eigentlich einen ganz anderen Anspruch gehabt zu haben. Gelingt es ihm aber, die Ängste des Patienten vor Rückfällen nach Analyseende zu *containen* – das heißt, sie aufzunehmen und empathisch mit ihm auf diese Sorgen zu schauen –, muss er seine eigenen Zweifel, ob er denn gut gearbeitet habe, nicht verleugnen. Schafer (1999, S. 249) spricht von der Bereitschaft des Analytikers, Unvollkommenheit zu akzeptieren, wenn es um die Beurteilung des Erreichten zum Ende der Analyse geht. Wenn im letzten Kontakt Ängsten und Unsicherheiten Raum gegeben wird, verringert sich die Gefahr einer gemeinsamen Abwehr von Analysand und Analytiker, durch die eine authentische Sicht auf Wesentliches verhindert würde.

Kasuistik: Wie endet eine jahrelange Psychoanalyse?

Es ist fraglich, ob sich Allgemeines über die letzten Stunden sagen lässt, wieweit Trends zu finden sind, welche Schlüsse sich aus den vorgefundenen Verarbeitungsmodi ziehen lassen. Letztlich handelt es sich um einen Versuch, anhand ähnlicher Verläufe mehr Verständnis für die psychodynamischen Zusammenhänge zu erlangen. Die hier vorgelegten Abschiede sind bestimmten Kategorien zugeordnet, die einen Versuch darstellen, in der Vielfalt Gemeinsamkeiten zu entdecken. So stand für viele Patienten das Bilanzieren an erster Stelle ihrer letzten Stunde, andere unterstrichen mit Blumen und Geschenken ihre Befindlichkeit; häufig kam es auch zum Agieren der nicht zu benennenden, vielleicht gar nicht zugänglichen Gefühle. Schließlich gab es eine geringe Anzahl von Patienten, die den Abschied immer weiter hinauszögerten beziehungsweise ihre Therapie vorzeitig beendeten, ohne darüber sprechen zu können. Dass es in der Vorgeschichte dieser »Vermeider« Traumata gab, Trennungstraumata, soll später Gegenstand weiterer Betrachtungen werden. Es liegt aber nahe, dass es sich hier um Patienten handelte, deren Persönlichkeit so strukturiert war, dass sie auf keinen Fall ihre Abhängigkeit von der Analytikerin wahrhaben wollten.

Die Zuordnung zu diesen Kategorien ergab sich nach dem Verlauf des Abschieds, wobei es in vielen Fällen zu Überschneidungen mit anderen Gesichtspunkten kam: So waren zum Beispiel Blumen im Spiel, wenn das Agieren im Vordergrund stand; oder den mitgebrachten Geschenken kam im Vergleich zu dem Bemühen, Gefühle im Hier und Jetzt völlig auszusperren, eine untergeordnete Bedeutung zu. Dass die Zuordnungen durch die Gegenübertragung – auch nach langer Zeit des Endes der Behandlung – subjektiv sein mussten, aus der Wahrnehmung der Analytikerin heraus, liegt in der Natur der Sache.

Beispiele, in denen Bilanz gezogen wird

Unter dieser Kategorie haben sich viele Abschiede einordnen lassen, da die meisten Patienten in den letzten Kontakten auf die gemeinsame Arbeit nach langen Therapiejahren zurückblickten. Sie setzten sich damit auseinander, wie weit sie gekommen waren, sprachen auch von der Überzeugung, dass das Erreichte ohne Analyse für sie nicht möglich gewesen wäre. Vor allem bei Analysen über sehr viele Jahre sahen sich die Patienten damit konfrontiert, weiterhin allein zurechtkommen zu müssen und auch zu wollen. Eine solche Bilanz kann als eine reife Form des Abschieds verstanden werden: Der Analysand schaut zurück und reflektiert das Geschehene, sieht positive und negative Vorkommnisse, ohne einseitig seine Wahrnehmung zu spalten. Aus dem Erfahrenen und Erlebten lassen sich Ausblicke in die Zukunft herleiten, zum Abschied kommt der Neuanfang, ohne dass die Trauer unbedingt vermieden werden muss. Bilanzieren kann eine geglückte Form des Beendens sein, die Anerkenntnis der Vergänglichkeit, die Akzeptanz des Unvermeidlichen. Die *facts of life* müssen nicht mehr geleugnet werden. Die Analytikerin kann aus ihrer Sicht Anstöße geben, gemeinsam lässt sich sehen, wieweit ihre Bilanz sich mit der des Patienten deckt und wo Unterschiede deutlich und wichtig sind.

Die Protokolle, die Einblick in die letzte Stunde ermöglichen, zeigen eine beeindruckende Vielfalt auf, wenn es um den Abschied geht. Selbst da, wo es sich um lange, hochfrequente Analysen handelte und das Ende über weite Strecken Thema war, ließen sich in der Abschiedsstunde vorwiegend individuelle Lösungen finden; es schien anfangs schwierig, zu Erkenntnissen zu gelangen, die über die einzelnen Ansätze hinausgegangen wären. Erst in der weiteren Befassung mit der Vorgeschichte der

Patienten und da vor allem mit den von ihnen erlebten Trennungen wurde es möglich, Gemeinsamkeiten zu entdecken und herauszuarbeiten. Die Beschreibung der nun folgenden letzten Kontakte beruht auf Gedächtnisprotokollen, die direkt nach der Stunde oder in kurzem Zeitabstand nach dem Stundenende von mir gefertigt wurden. Lediglich die nun folgende Abschiedsstunde von Herrn A, der bis zuletzt auf der Couch lag, konnte aufgrund einer Aufzeichnung von Stichworten weitgehend rekonstruiert werden.

Was lässt sich mitnehmen? (Herr A)

Nach viereinhalb Jahren Analyse zieht der Patient in eine andere Stadt um, beginnt ein neues Leben mit einer neuen Partnerin nach der Scheidung seiner langjährigen Ehe. Er berichtet zu Beginn der Stunde über einen Besuch am Vorabend bei einem Kollegen; dessen Einladung hatte er schon vor vielen Monaten angenommen, inzwischen war aber die Scheidung seiner Ehe erfolgt. Seine frühere Ehefrau habe ihn dorthin begleitet, da sie darin einen Abschiedsbesuch gesehen habe. Es wird dabei deutlich, wie viele Veränderungen auf ihn einstürmen. Die neue Stadt, in die er ziehe, werde hoch gelobt, er aber wolle auf dem Boden der Realität bleiben; er wolle sich nicht an eine Stadt klammern. Dann schweigt er.

P: Ich hab mich gefragt, ob Sie uns in M besuchen kommen, wie Sie dazu stehen. Das ist eine neue Erfahrung. Wenn möglich, wäre das sehr schön.

A: Das kommt ein bisschen überraschend im Moment.

[leichtes Lachen beiderseits]

P: Da hab ich schon früher dran gedacht, das ist jetzt nicht spontan. Ich meine auch, das wäre eine Möglichkeit. Ich weiß nicht, wie Sie dazu stehen. Wenn Sie das machen könnten, würde ich mich sehr freuen – ich hab allmählich den Eindruck, fast jeder ist mal in M, das war mir nicht klar, als ich mich entschlossen habe, von hier wegzugehen.

A: Es geht Ihnen wohl um die Frage, ob unser analytischer Kontakt heute endet oder wie es weitergeht, ob später etwas anderes daraus folgt ... so verstehe ich Sie jetzt.

P: Ja, die Antwort hat keine Eile, ich hab die Frage in den Raum gestellt, so gesagt.

A: Aus meiner Sicht könnten Sie doch mal von sich hören lassen, in irgendeiner Form sich mal bei mir melden.

P: Ja, auf jeden Fall, ich weiß nicht, wie oft ich in Ihrer Nähe sein werde ... Wenn ich käme, würde ich mich melden.

A: Das alles kann nicht darüber hinwegtäuschen, dass es die letzte Stunde ist ...

P: Ja.

A: Und ich versteh das als Versuch, es ungeschehen zu machen.

P: Ja, es ist einfach so, dass man im Allgemeinen wenige Menschen trifft oder findet, zu denen man wirklich Vertrauen hat, und das sollte man eben nicht vergessen.

A: Mmh.

P: Das ist einfach für mich der Grund. Wahrscheinlich ist auch, dass ich die Situation schon sehr klar habe: dass heute die letzte Stunde ist, ist seit Monaten klar, eine deutliche Sache; wahrscheinlich will ich sie nicht so sachlich enden lassen, als wäre nichts gewesen, kein Inhalt ... *[Er schweigt]*

Nach einigen Minuten spricht er nochmal über den letzten Abend, den er mit der nun geschiedenen Frau und den Kindern verbracht habe. Seine Sorge gelte den gemeinsamen Kindern, die bei ihrer Mutter – seiner früheren Frau – leben werden. Er ist überzeugt, dass sie ihn brauchen werden, so wie für ihn sein Vater in der Auseinandersetzung mit seiner Mutter äußerst wichtig gewesen sei.

Die Stunde neigt sich ihrem Ende zu, auch bei mir entsteht

das Gefühl, ich könne doch nicht so tun, als wäre diese Stunde nichts Besonderes.

A: Ich möchte Ihnen mitgeben, dass Sie zufrieden sein können mit Ihrer Entwicklung hier …

P: Wenn Sie das glauben … Danke *[er schweigt]* – Es würde mich doch interessieren, woran Sie das gemerkt haben.

A: Es ist schwer, das zu konkretisieren. Festmachen will ich das an Ihrer Offenheit, dass Sie viel offener geworden sind in den vielen Jahren.

P: Ich habe das nicht so gemerkt, ich dachte, ich war von Anfang an offen. Aber es gab eine Zeit zwischen dem Zusammentreffen mit O. [der neuen Partnerin; Anm. d. A.] und der Auseinandersetzung mit den beruflichen Konflikten, da hab ich angefangen, die Menschen intensiver wahrzunehmen. Ich habe eigentlich immer versucht, offen zu sein.

A: Im Sinne von nicht verschlossen?

P: Sie meinen eingekapselt; das bin ich aber immer noch.

A: Ja, aber Sie kommen heraus aus Ihrer Einkapselung.

P: Ja, ich werde müssen.

Als ich das Ende ankündige, stehen wir beide auf, leicht lachend; er sagt, ich solle daran denken, wenn ich in seiner Stadt sei, ihn zu besuchen; ob er mir die Adresse geben solle. Ich bitte ihn, sie mir zu schicken und mal von sich hören zu lassen. Er wünscht mir alles Gute, ich ihm auch, nach dem Händedruck denke ich, wir beide sind heilfroh, dass das überstanden ist.

Wie wir sehen, wird hier versucht, den letzten Kontakt ungeschehen zu machen. Viele Fragen bleiben offen: ob es weitergehen kann nach einer so intensiven Zeit, wie der Verlust dieser Beziehung zu mildern ist, wie man sich retten kann in einem völlig neuen Lebenszuschnitt. Mein Versuch, seine Veränderung an seiner Offenheit festzumachen, bedeutet ja auch, ihn in die Welt zu schicken und aus der Dyade in neue Beziehungen zu vermitteln.

Aufbruchsstimmung (Frau B)

Wie eine weitere Patientin in der letzten Stunde Bilanz zieht, zeigt sich eindrucksvoll an einem Schreiben, das sie mir mitbringt. Darin dankt sie mir dafür, dass ich ihr Mut gemacht habe, sich um sich selbst zu kümmern. Sie traue sich durch meine Haltung, mein Vorbild, an Konflikte heranzugehen und diese zu benennen. Ihre Ängste zu Beginn der Therapie seien riesig gewesen, nun habe sie die Erfahrung gemacht, dass sie das Hinschauen aushalten und das Durcharbeiten überleben könne. Sie verabschiede sich ohne Schuldgefühle, sie trenne sich und werde neue Wege gehen. Sie hat in diesem Brief zwei kleine Fotos eingefügt, die ich als Zeugnis wichtiger Stationen ihrer Therapie verstehe: Bei dem einen Foto handelt es sich um das Bild einer kleinen Plastikfigur, die Mutter und Kind in enger Verbundenheit darstellt. Diese Figur hatte sie in meinem Badezimmer vorgefunden. Das andere Foto ist die stark verkleinerte Wiedergabe eines bekannten Gemäldes aus den 20er Jahren, das in ihrer Analyse ebenfalls eine große Rolle gespielt hatte.

In der Stunde selbst bezieht sie sich auf die wichtigsten Themen, die sie in den letzten fünf Jahren mit mir anschauen und begreifen konnte. Sie beschreibt Bereiche, in denen sie sich viel besser fühlt, ist froh über das Erreichte, das sie mit ihrem Gefühl zu Beginn der Therapie vergleicht. Gleichzeitig vermeidet sie in meinem Erleben die Trauer, während ich in meiner Gegenübertragung eher Rührung verspüre. Es ist aus meiner Sicht viel an der Oberfläche geblieben, auch in vielen Wiederholungen; aber insgesamt komme ich zu der Überzeugung, dass sie aus ihrer Bedeutungslosigkeit, unter der sie lange Jahre gelitten hat, herausgefunden hat. Dieses veränderte Selbstbewusstsein, von dem sie sich regelrecht beflügelt fühlt, ermöglicht ihr einen hoffnungsvollen Blick in die Welt. Nach der Weichenstellung durch die Psychoanalyse wird sie sich in den nächsten Jahren weiter damit beschäftigen können, den reparativen Zugang zu ihrem Selbstbild zu festigen. Die familiäre Situation wartet mit Aufgaben auf sie, die pflegebedürftigen Eltern fordern sie sehr; die Tochter, die erwachsen geworden auszieht, trägt zur Veränderung bei: Das frei werdende größere Zimmer zu erobern, sieht sie für sich als Herausforderung. Dem allen fühle sie sich gewachsen, sagt sie, viel eher gewachsen als damals, als sie zu mir gekommen sei.

Gefühlsbilanz (Herr C)

In seiner Bilanz über die langen Jahre seiner Analyse macht ein junger Patient deutlich, dass er die Endgültigkeit dieses Abschieds nicht akzeptieren wolle. Er sagt zu Beginn der Stunde, er könne ja wiederkommen, wenn er denke, er brauche mich. In meiner Antwort sehe ich heute die Verführung, ihn in seiner Abwehr zu unterstützen: Ich würde mich freuen, von ihm zu hören, vor allem auch, wenn es ihm gut gehe. Daraufhin meint er sehr schnell, in einigen Monaten, wenn seine berufliche Einbindung es zulasse, werde er sich bei mir melden. Dann beschreibt er zwei Abschiedsszenen, eine mit seiner Freundin, eine mit einem Freund, in denen sein Gegenüber weinte; er selbst sei relativ ungerührt geblieben. Es sei ihm gelungen, die traurige Stimmung nicht recht an sich heranzulassen. Da falle ihm Sokrates ein, der noch, bevor er den Schierling trank, seine Freunde beruhigte. Diese seien sehr traurig gewesen, da sie ihn verlieren würden, ohne etwas für ihn tun zu können. Sokrates aber, von der Unsterblichkeit der Seele überzeugt, habe sie mit seinen Argumenten zu trösten versucht. Mein Analysand hat damit offensichtlich einen Ausweg für sich gefunden, in diesem unserem Abschied keinen Schmerz aufkommen zu lassen. Als ich ihm die Rückmeldung gebe, seine Trauer hier und jetzt sei nicht spürbar, formuliert er, er sei eher wehmütig, er wisse jetzt noch nicht, was er vermisse. Vielleicht sei ihm das später einmal möglich. Als er sich für alles bedankt, was er in der langen Zeit hier erfahren und verstehen konnte, fühle ich meinerseits Rührung und Bedauern darüber, dass eine sehr fruchtbare Arbeit enden muss. Gleichzeitig ist mir aber auch zugänglich, dass dieses lange vorbereitete Analyseende zum richtigen Zeitpunkt stattfindet. Als er geht, fällt mein Blick auf seinen durchgeschwitzten Rücken, an einem mäßig warmen Sommertag. Ich frage mich, ob er in dieser letzten Botschaft darauf hinweist, dass der Abschied ihn doch viel stärker berührte, als er zeigen konnte, beziehungsweise er sich kühl gab, ohne es wirklich zu sein. Mir fielen auch »Tränen auf Umwegen« ein zu so viel Feuchtigkeit.

Ein schön geredeter Abschied (Frau D)

Schon vor der letzten Stunde spricht diese Patientin darüber, wie viel sie in den fünf Jahren ihrer psychoanalytischen Behandlung bei mir profitiert habe. Angesichts meiner lähmenden Müdigkeit im letzten Kontakt wird mir klar, dass sie in dieser Situation keinerlei negativen Affekt zulassen kann, dass sie jegliche Aggression mir gegenüber außen vor lassen muss. Auch Angst, wie es mit ihr nach der Therapie weitergehen werde, darf offensichtlich nicht spürbar werden. Ihre Gefühle darüber, dass es jetzt zur Trennung kommt, sollen wohl kein Thema werden, denn sie betont, wie positiv sie ihre Erfahrungen hier finde. In einer Auseinandersetzung mit einer Kollegin, die in der Behandlung eine große Rolle spielte, war sie zwar zu der Einsicht gelangt, dass Aggression nicht etwas per se Böses sei. Aber sie tat sich bis zuletzt schwer, Ärger, Wut, ja auch Hass als in bestimmten Situationen erlaubt, gar als notwendig und als zugehörig zu einem erfüllten Leben zu sehen. In unserer letzten Begegnung formuliert sie, dass sie sowohl ihre berufliche Situation als auch ihre privaten Verhältnisse als äußerst günstig empfinde. Ihre veränderte Sicht auf ihre Eltern, ihre Kindheit und die Jugendjahre, die gesamte Familie – dies alles sehe sie mit einem neuen Blick, durch den sich für sie vieles zum Positiveren gewendet habe. Das Verständnis, das sie für viele Zusammenhänge gewonnen habe, lasse sie kritischer, aber auch wohlwollend auf bestimmte Vorgänge reagieren. Sie betont noch einmal, wie sehr sie sich darüber freue, dass sie diese Erfahrung mit mir habe machen können. In dieser Begeisterung gibt sie mir das Gefühl, dass wir mit dieser Analyse etwas ganz Tolles erreicht haben, dass sie nun gereift ins Leben gehen kann. Gleichzeitig komme ich zu einer skeptischen Beurteilung meiner Gegenübertragung: Ich frage mich, wieweit sich hier eine idealisierende Übertragung auf mich ausgewirkt hat, die mich übersehen ließ, dass Trauer und Schmerz über das Ende zu wenig Raum fanden. Sie fragt dann noch, ob ich sie vermissen werde, wenn die Therapie nun zu Ende sei. Auch hier zeigt sich, dass sie eigene Gefühle eher zurückhält, dem Gegenüber den Ball zuspielt, sich zu äußern. Auf meine Frage, was sie dazu denke, kann sie sich vorstellen, dass ich sie vermissen werde, ja – sie wünsche es sich jedenfalls. Ich gebe ihr noch mit, dass erwachsen gewordene Kinder das Haus verlassen, dass das so sein müsse. In ihren letzten Sätzen denkt sie über die Zeit nach und teilt mir ihre Überlegung mit, wie das Leben doch an die Zeit gebunden sei. Leicht betrübt, aber vor allem bilanzierend stellt sie fest, dass wir fünf Jahre älter geworden seien in der Zeit unserer Zusammenarbeit, fünf Jahre eines begrenzten Lebens.

Das Mitbringen von Blumen und Geschenken

Die meisten Patienten haben zum Ende ihrer analytischen Behandlung Blumen mitgebracht, ein Buch und auch andere Geschenke, die einen unmittelbaren Bezug zu ihrem Leben hatten. Die Blumen überreichten sie meist mit einem Dank, mit dem sie die therapeutischen Bemühungen in der langen gemeinsamen Zeit würdigten, in der sie zur Behandlung gekommen waren. Bei keinem der Analysanden entstand in mir die Fantasie, Blumen oder Geschenk nicht annehmen zu können, selbst wenn es sich um Dinge von Wert handelte; ein solches ablehnendes Verhalten wäre einer großen Kränkung gleich gekommen, die in der Abschiedsstunde in meinem Erleben keinen Sinn gemacht hätte. Was hätte sich dadurch bewegt, wenn es bei einem schmerzlichen Abschied zusätzlich noch zu einer Zurückweisung gekommen wäre? In gesellschaftlichen Situationen wie Trauerfeiern und Begräbnissen sind Blumen das einzige materielle Ausdrucksmittel für Gefühle, während zur Geburt, Feiern, Hochzeit, Jubiläen neben Blumen auch andere Mitbringsel üblich sind.

In meinem Verständnis sollen Blumen und Geschenke über die letzte analytische Stunde hinaus an die gemeinsame Zeit erinnern, wobei Blumen diese Funktion zeitlich viel begrenzter zukommt als einem Buch, das der Analytiker lesen soll, oder einem Gegenstand, den er aufbewahren oder verwenden soll. Die Symbolik der Vergänglichkeit kommt in der begrenzten Haltbarkeit der Blüten zum Ausdruck; nach ein paar Tagen ist der Strauß verwelkt, die Erinnerung an den Patienten besteht jedoch ohne äußere Hinweise weiter. Sie muss zwangsläufig schwächer werden, da das Tagesgeschäft andere Prioritäten fordert. Beim Lesen des Buches, das der Patient in die letzte Stunde mitgebracht hat, ist dieser doch recht präsent: Es stellt sich eine Nähe her, in der der Analytiker verstehen kann, warum es dieses und kein anderes Buch war, das gerade dieser Patient zum Abschied ausgewählt hat.

Die Vorsichtige (Frau E)

Die Analysandin bringt mir einen großen Strauß zweifarbiger Rosen zum letzten Termin mit und fügt zu diesem im Verlauf der Stunde noch Radierungen hinzu, die unsere Stadt zeigen. Sie habe solche Ansichten in meiner Praxis gesehen und hoffe, sie gefielen mir. Meine Empfindung, das sei zu viel, setze ich in die Formulierung um, sie bringe mich in Verlegenheit, das sei ein so großes Geschenk. Darauf meint sie, das habe sie nicht gewollt. Sie verbinde mit diesem Künstler eine wichtige Erinnerung an ein Gespräch, in dem dieser sich auf ihre Seite gestellt habe: Im Freundeskreis habe jemand behauptet, sie imitiere eine andere Frau (eine Konkurrentin um einen Mann), da habe der Künstler sie verteidigt, sie sei und bleibe sie selbst. Mit diesen Radierungen übergibt sie mir, so verstehe ich sie, einen Hinweis auf ihre gefährdete Identität, die sie während des analytischen Prozesses selbst immer wieder thematisiert hatte. Wenn dieser Mann sie als so authentisch erlebe, müsse sie sich vielleicht doch nicht solche Sorgen machen. Mit dieser Botschaft möchte sie vermutlich auch mich beruhigen, am letzten Tag der Analyse.

Frau E leidet an einem sehr starken Schnupfen, einem Symptom, das im Laufe der Analyse anfangs stärker, später schwächer in Situationen aufgetreten war, in denen sie sich überfordert gefühlt hatte. Sie selbst hatte von »verschleppten Tränen« gesprochen. Angesichts des bevorstehenden Abschieds sage ich ihr, sie sähe aus, als weine sie. Darauf berichtet sie, dass sie bei ihrem Gang über die Brücken zu meiner Praxis gedacht habe, da komme sie so wohl nie mehr her. Ihr fällt ihre Freundin ein, die signalisiert habe, dass diese derzeit keinen Besuch von ihr wolle – das sei vorher noch nie so gewesen. Sie frage sich, ob das mit ihr zusammenhänge, ob es vielleicht möglich sei, das mit der Freundin zu bereden. Für mich ist das ein Appell in einer Nebenübertragung, die Frage, warum ich denn nicht weiter für sie da sein werde. Dass sie selbst das Ende ihrer Behandlung vor Monaten eingeleitet und zuletzt einen bestimmten Termin gewünscht hatte, kann sie zu diesem Zeitpunkt nicht thematisieren, ein Zeichen ihrer ausgeprägten Ambivalenz der Analyse gegenüber. So spreche ich ihre Vorsicht an, die sie nie aufgegeben habe, wohl weil sie sich nicht vorstellen könne, man akzeptiere sie um ihrer selbst willen. Ganz am Schluss fragt sie, wie die Analyse weitergehen könne, ob man meditieren könne, wie das zu machen sei. Sie habe Angst, in den »alten Trott« zu verfallen, was sie unbedingt vermeiden wolle. Ich gebe ihr mit, sie verfüge jetzt über eine veränderte Einstellung, über ein genaues Hinschauen, mit dem sie ihren Alltag gestalten könne. Wenn sie mit Freunden und Bekannten rede, könne es für beide Seiten Anstöße zum Nachdenken geben. Dann will sie noch wissen, ob ich in meiner Stadt bleibe, und berichtet, dass für sie ein Wechsel in ein anderes Bundesland denkbar sei. Sie sagt im Hinausgehen, wir sähen uns ja mal in der Stadt, und mein »Hoffentlich« als Antwort verstehe ich später als Aggressionshemmung und Abwehr von Trauer und endgültiger Trennung. Sie hatte etwas Rührendes, Zerbrechliches, Liebes, was meinen Umgang mit ihr nachhaltig beeinflusste.

Die Verzweifelte (Frau F)

Den letzten Termin ihrer analytischen Behandlung hat die Patientin verlegt, um mit ihren Eltern wegzufahren. Daraus sei aber nichts geworden, berichtet sie in der Ersatzstunde, die Eltern hätten die Reise abgesagt. In meinem Erleben muss sie nach einem Aufschub den letzten Kontakt mit mir irgendwie durchstehen, was ihr offensichtlich sehr schwerfällt. Aber sie stellt sich diesem Abschied, angesichts ihrer Ängste eine mutige Haltung. Sie kommt durchaus in dem Bewusstsein, dass sie die Eltern als Schutz vor ihren traurigen Gefühlen in ihrer Nähe haben wollte. Da sie ja so jung nicht mehr sei, äußert sie die Befürchtung, es könne kindlich sein, starke Gefühle für die Eltern zu haben. Ich verstehe das als Appell an mich, sie mit ähnlichen Gefühlen für mich in ihrer Kindlichkeit zu akzeptieren. Ihr ganzes Erwachsenenleben hatte bisher aus Programmen und Aktionen bestanden, um kein Gefühl der Sinnlosigkeit aufkommen zu lassen. In einer der letzten Stunden konnte ich ihr noch deuten, dass sie sich ein Korsett geschaffen habe, durch das sie sich zusammenhalte. Obwohl sie der Trauer über das Ende der Therapie am liebsten ausgewichen wäre, indem sie lange über ihre Eltern und ihren geplanten Wegzug aus unserer Stadt spricht, fängt sie zum Stundenende hin an zu weinen und formuliert ihr Empfinden so: »Alles steht still, in mir ist nur dieses Gefühl der Leere«. Sie kehrt rasch zur Abschiedssituation zurück und übergibt mir ein Geschenk, das ich auf ihre Bitte hin in ihrem Beisein auspackte. Es handelt sich um ein Büchlein, in dem kleine Leute in ihrem Elend dargestellt werden, manchmal zynisch, oft ohne Mitleid, das in dieser Abschiedsstunde wie eine Darstellung ihres Selbstwertgefühls erscheint. Den Spaß an Witzen von gestern lasse man sich nicht nehmen, wird in einem Kommentar auf der Rückseite des Buches erklärt. Es liegt nahe, in diesem Geschenk den Versuch einer depressiven Patientin zu verstehen, mit der Verkehrung ins Gegenteil die eigene Befindlichkeit zu bewältigen. In einem längeren Text auf dem Deckblatt des Buches drückt sie ihren Dank aus und beschreibt, wie viel sie doch erreicht habe, das ohne Therapie nicht möglich gewesen wäre. In meiner Gegenübertragung erlebe ich ihr intensives Bemühen, ihre Formulierungen nach meinen vermeintlichen Erwartungen zu wählen und keinen, aber auch nicht den geringsten Zweifel an dem Erfolg unserer gemeinsamen Anstrengungen aufkommen zu lassen.

Der Coole (Herr G)

Der Patient, ein sehr junger Studierender kurz vor seinem Abschluss, kommt mit einem riesigen Blumenstrauß zur letzten Stunde. Er überreicht ihn, ohne ihn aus dem Papier herauszunehmen. Über so viel Etikette (überhaupt Blumen mitzubringen) staune ich zunächst, verstehe aber schnell seinen Protest gegen solche Gepflogenheiten, als sei es zu viel der Anpassung, die Blumen auch noch auszupacken. Er bringt einen Traum mit, in dem er mich in einen Raum kommen sieht; ich gebe ihm die Hand und sage ihm, dass ich gehe. Er spürt Anflüge von Traurigkeit. Am liebsten würde er cool das Ende wegschieben und spüre jetzt die Angst, es könne zu einem »aus den Augen, aus dem Sinn« kommen. Er fände es schön, an jemanden zu denken und sich geborgen zu fühlen. Ich hatte seinem Wunsch entsprochen, ihm in den letzten Stunden gegenüberzusitzen.

Er thematisiert seine Unsicherheit, ob er in Bewerbungsschreiben seine Therapie erwähnen solle; ob er verschweigen dürfe, dass er einige Jahre eine Psychoanalyse gemacht habe. In meiner Antwort bleibe ich nah an der Realität, erkläre ihm seine rechtliche Situation, wobei ich mich wie eine Nachhilfekraft fühle. Kurz vor Stundenende fragt er mich, wie es denn für mich sei, dass er geht. Ich gebe ihm mit, dass ich seine Entwicklung als Reifungsprozess erlebt habe und ihn gerne vor neuen Aufgaben sehe, dass ich aber andererseits auch bedauere, dass die gemeinsame Zeit jetzt enden muss. Es sei wie mit einem groß gewordenen Sohn, der das Elternhaus verlasse und seinen eigenen Weg suche. Ihm gehe es ähnlich, meint er dazu; sein Umzug in eine entfernte Stadt sei nur der Auslöser für diesen unvermeidlichen Schritt. In einem langen Brief nach ein paar Monaten berichtet er von seiner Weiterentwicklung und seinem Stolz auf seinen neuen Titel nach abgelegtem Diplom. Eine dritte Abschiedsetappe ist dann eine Karte zu Weihnachten mit langem Text, abermals voller Dank und hoffnungsvoller Perspektive. Er bringt sich nach dem letzten Kontakt noch zweimal in Erinnerung, nachdem die Blumen lange verwelkt sind – es scheint mir, als trenne er sich auf Raten.

Die Treue (Frau H)

In einer der letzten Stunden vor dem Ende ihrer Analyse kommt es bei der Patientin zu ungewohnten Störungen durch die Sanierung der Terrasse vor meiner Praxis. Damit wir die Arbeiter nicht sehen und diese auch nicht hereinschauen können, ziehe ich den Vorhang vor. Die Analysandin entwickelt Mutterleibsfantasien, beschreibt ihre Mutter als glückliche Schwangere, die nach einem Kaiserschnitt ihr Kind zu wenig habe sehen können. Die Mutter-Kind-Kontakte seien in der Klinik damals auf halbe Stunden begrenzt gewesen. Sie, das Kind, sei zu dieser Zeit sicher sehr einsam gewesen. Die Außenwelt erlebe sie in der letzten Stunde als Bedrohung des geschützten Raums, unsere Trennung nach vielen Jahren bedeute für sie, wie durch die Geburt ins Leben geworfen zu werden. In ihrem Erleben verliere sie einen Schutz, führt sie aus, einen mütterlichen. Sie erklärt, dass sie mir als kleinen Dank einen Rosenstrauß mitbringe. Der Verlauf dieses letzten Kontaktes ist dann aber eher zäh, sie hofft, ohne Analyse nicht in ein Loch zu fallen. Vielmehr wolle sie sich auf sich selbst besinnen und die neu gewonnene Zeit für sich nutzen. Sie überlege, ihrem Tagebuch meinen Namen zu geben, um es so anzureden und mich damit für sich zu retten. Dadurch vermittelt sie mir, mich auf ihrem weiteren Weg in symbolischer Form mitnehmen zu wollen. Gleichzeitig betont sie, wie erleichtert sie sei, dass nun das Ende da und alles vorbei sei. Durch einen *Spiegel*-Artikel zu Effektivitätskontrollen in der Psychotherapie sei sie verunsichert worden – damit lenkt sie das Gespräch auf eine sachlichere Ebene. Ihr »Hoffentlich nicht auf Wiedersehen« bei der Verabschiedung führt bei mir dazu, dass ich ihr die Möglichkeit eröffne, sich noch mal zu melden: »wenn's brennt«. Ich verstehe das als Akzeptanz ihrer Fantasie in meiner Gegenübertragung, besonderen mütterlichen Schutz zu benötigen, jetzt, wo die regelmäßigen Sitzungen entfielen. Statt sich aber in einer Notsituation zu melden, schrieb mir diese Patientin regelmäßig zur Weihnachtszeit längere Briefe oder Karten, in denen sie mir über ihr Leben berichtete und mich wissen ließ, dass sie die Trennung von mir konstruktiv verarbeitet habe. Nach sieben Jahren schickte sie mir keine Post mehr, und ich verstand das so, dass ich einen festen Platz als benignes Introjekt in ihr gefunden hatte.

Über die Befindlichkeit beim Abschied, auf Umwegen mitgeteilt

Schon im Umgang mit Blumen und Geschenken haben die oben beschriebenen Patienten Botschaften übermittelt, die über das Überreichen von Blumen zum Abschied weit hinausgingen. In den dargestellten Beispielen verfügen sie aber über einen bewussten Zugang zu den Empfindungen, die durch das Ende der Behandlung in ihnen ausgelöst wurden. Andere Patienten dagegen scheinen alles daran zu setzen, möglichen Erschütterungen aus dem Weg zu gehen, statt sich mit den zum Schluss auftauchenden Gefühlen von Trauer oder Bedauern auseinanderzusetzen. Sie vermitteln dann glaubhaft, nicht berührt zu sein vom Ende der Analyse, vom Abschied von der Analytikerin, weisen aber zur gleichen Zeit auf widersprüchliche Gedanken hin. Es entsteht der Eindruck, dass sie es nicht direkt sagen können, weil sie das Gefühl nicht unmittelbar spüren. Über Umwege lassen sie dann die Analytikerin wissen, dass das Thema ihnen sehr wohl nahegeht und dass sie besorgt sind, ob sie ihr seelisches Gleichgewicht in Zukunft aufrechterhalten können. Die anstehende Trennung von einer kontinuierlich präsenten, haltenden, verlässlichen Therapeutin empfinden sie dann offensichtlich als so bedrohlich, dass sie die damit verbundenen Gefühle verleugnen, abspalten oder gänzlich verdrängen. Häufig kommt es auch zu psychosomatischen Regressionen, die statt der emotionalen Erschütterung körpernahe Ängste zum Ausdruck bringen.

Die Unzufriedene (Frau I)

Zu dem Termin, der einen Tag vor ihrer Abschiedsstunde liegt, hat diese Analysandin im Warteraum ein Blumenarrangement mit Vase auf den Tisch gestellt. Als ich sie abhole, wirkt das auf mich so, als bemühe sie sich, den Abschied auszuweiten und das Ende kontrollierend mitzubestimmen. Nach unserer Begrüßung trägt sie dieses Gebinde in den Behandlungsraum, mit den Worten, sie wolle es mir zum Abschied schenken, aber noch etwas davon haben; deswegen bringe sie es heute mit. Sie stellt das Geschenk auf den Tisch, tut sich dabei schwer mit einem festen Stand der Vase und erklärt, das sei eigentlich ein Windlicht. In meinem Empfinden machen sich Überraschung und Ärger breit, wie sie meinen Raum dekoriert und damit darüber hinweggeht, wie ich zu dieser Aktion stehe. Sie sagt dann auch schnell, sie wolle das gestalten, das habe ihr bei mir gefehlt, sie kaufe jede Woche Blumen für 20 bis 25 Euro, das brauche sie. Ich sage ihr, man trenne sich leichter, wenn es nicht so toll gewesen sei. Ihr fällt ein Traum ein, der unmittelbar Bezug nimmt auf den letzten Kontakt:

Sie ist in ihrer Stunde, liegt auf der Couch, ich lege von hinten meinen Kopf auf ihre Schulter. Es ist Mittwoch, und ich sage ihr, es ist die letzte Stunde. Sie kämpft dagegen und droht mir, es habe Konsequenzen, wenn ich ihr die letzte Stunde am Donnerstag vorenthalte.

Schnell sieht sie die Verquickung von Nähe und Versagung, und ich zeige ihr auf, dass ihre Blumen und der Traum im Zusammenhang zu sehen sind. Zudem hat sie selbst die aggressive Botschaft erkannt, mich mit den Blumen auf meine Mängel hinzuweisen. Sie hätte mich gern anders gehabt, sage ich ihr, sie hätte mich nicht so lassen können, wie ich sei. Da beginnt sie zu weinen, meint, es zu bereuen, will die Blumen wieder mitnehmen, mir ein Buch schenken, das passe besser. So habe sie sich das nicht gedacht, führt sie aus, vielmehr hätte ich hingucken und eine Klärung versuchen und dann auch etwas Positives sagen sollen. Ich konfrontiere sie mit meiner Sicht: Ihr Verhalten auf der Linie des Traumes könne ein Weg, ein Wunsch sein, den bisherigen Rahmen außer Kraft zu setzen. Daraufhin möchte sie vorzeitig gehen und schlägt mein Angebot aus, mit ihr darüber zu sprechen; sie fühle sich verletzt. Zum letzten Kontakt kommt sie 25 Minuten zu spät und sagt schon beim Hereinkommen, sie habe eigentlich gar nicht kommen wollen. Das Strahlen, das sie sonst mitbrachte, ist einem düsteren Gesichtsausdruck gewichen. Wenn sie jetzt so spät sei, werde die Stunde nicht so lang. Sie wisse gar nicht, was zu sagen sei. Ich formuliere für sie, dass der Abschied, die Trennung anstünden, dass das sehr schwer sei. Das Ende der Analyse löse Trauer aus, der Verlauf der gestrigen Stunde sei in diesem Sinn zu verstehen, und im Traum zeige sich die Wucht der Empfindungen, die durch den Verlust ausgelöst würden. In ihrer Antwort weist sie auf ihre Beschämung hin, sie gräme sich, das habe sie nicht gewollt, es sei nicht wiedergutzumachen. Ich biete ihr an, dass ihr Kompromiss – Blumen im Wartezimmer – symbolisch dafür stehe, die Verbindung zu mir nicht aufzugeben, trotz aller Konflikte. Darauf meint sie, sie hätte sich das Positive zuerst gewünscht, das sei ja wohl nicht möglich gewesen. Dass sie trotz allem gekommen sei, sage ich ihr, mit dem Kompromiss für eine halbe Stunde, bedeute doch, dass sie sich dem Abschied stellen wolle. Immer noch unter Tränen, beklagt sie dann, nichts zu empfinden, keine Gefühle zu haben, sie könne »nur weinen«. Ich deute, dass es zu schmerzhaft sei, wenn alles beim Abschied für sie nur positiv wäre. Das kann sie annehmen, ebenso meine Bilanz, dass ich gerne mit ihr gearbeitet habe, dass es in meinen Augen eine fruchtbare Zeit gewesen sei. Sie zeigt sich zugänglicher, meint, es müsse sich setzen, und bedankt sich für die insgesamt positive Erfahrung in ihrer Analyse. Ich bleibe mit Schuldgefühlen zurück, nicht gut genug gearbeitet zu haben, sehe aber auch eine Provokation in ihren letzten Auftritten.

Schutz vor seelischen Schmerzen (Herr J)

Dieser Analysand beginnt seine letzte Stunde ohne jeden Hinweis auf das bevorstehende Ende der Behandlung. Relativ schnell kommt er auf eine seiner letzten Urlaubsreisen zu sprechen und beschreibt einen Brauch auf einer Karibik-Insel, bei dem ein verstorbener Angehöriger als Toter beim Essen der Familie mit dabeisitze. Anlass war ein Todesfall in seiner nächsten Umgebung, mit dem er überraschend konfrontiert war. Es handelte sich um einen Bekannten im Alter seines Vaters, mit dessen Tod niemand gerechnet hatte. Während er darüber spricht, scheint er wie unbeteiligt, ohne jede emotionale Regung. Dann fährt er fort, dabei sei ihm in den Sinn gekommen, sein eigener Vater sterbe, obwohl dieser mit seinen 75 Jahren sehr gesund und fit sei. Er sitze mit seiner Mutter an dessen Sterbebett, und auch in dieser Fantasie lässt er keinen Hinweis auf begleitende Gefühle zu. Ich verstehe darin seinen Wunsch nach einem ödipalen Triumph, durch die Trennung von der Analytikerin aktualisiert, zudem sein regressives Bedürfnis, die Mutter für sich allein zu haben. Eine diesbezügliche Deutung scheint mir aber angesichts des Behandlungsendes nicht passend zu sein. Mit der Todesthematik teilt er mir mit, dass er sich sehr wohl damit befasst, über das endgültige Ende (seiner Analyse, seiner Beziehungen, vielleicht auch seines Lebens) nachzudenken. Später berichtet er, sein Herz sei wieder unruhig, nachdem die Rhythmusstörungen weitgehend abgeklungen waren. Er wisse aber nicht recht, was ihn beunruhigen könne.

Seine Freundin habe ihn gefragt, ob ich darüber traurig sei, dass seine Analyse jetzt zum Abschluss komme. Er habe spontan nein gesagt, er sei doch austauschbar. Dann liege halt der oder die nächste auf der Couch, wenn er aufhöre. Meine Frage, ob er sich austauschbar fühle, bleibt unbeantwortet. Ich ergänze, unsere Beziehung sei doch einzigartig, es gebe sie nicht noch einmal. Seine Zustimmung, ja, das könne sein, erlebe ich als halbherzig, als sei er zu einer klaren Positionierung nicht in der Lage. Da er so konsequent seine Gefühle verbirgt beziehungsweise keinen Zugang zu ihnen hat, sage ich ihm, er sei so indifferent, könne und wolle nichts an sich heranlassen, wohl damit nichts wehtue. Mit dieser Haltung sorge er dafür, dass er gar nichts spüre. Er verhalte sich, als müsse er sich davor schützen, mit seelischen Schmerzen konfrontiert zu werden. Geduldig hört er sich das an, lässt mich aber nicht wissen, ob ich ihn damit erreiche. Auch bei der Verabschiedung wirkt er wie unbeteiligt, er lässt keinen Affekt zu, keine Trauer, auch keinen Ärger, nur einen höflichen Dank. Anders als sonst blickt er in der Tür zurück und geht hinaus mit einem »Tschüss«. In mir spiegelt sich eine fast kalte Gefühllosigkeit, ich denke, ich habe seine Abwehr übernommen.

Appell, nicht so genau hinzusehen (Frau K)

Am Tag vor ihrer letzten analytischen Sitzung zog sich diese Patientin eine Verletzung am Auge zu, nachdem sie auf einen Stuhl gestiegen war, um aus einem Regal einen Ordner zu holen. Sie stürzte dabei unglücklich zu Boden und musste wegen einer starken Blutung in der Augenklinik genäht und auf möglicherweise bleibende Narben untersucht werden. Ihre Angst, der Schaden könne so groß sein, dass sie für immer entstellt wäre, konnte ärztlicherseits ausgeräumt werden – auch hatte sie keine Gehirnerschütterung erlitten. So kommt sie einerseits erleichtert, andererseits stark angegriffen in die Abschiedsstunde. Da sie in wenigen Tagen in eine andere Stadt umziehen will, deute ich ihr diesen Unfall als einen Versuch, das Weggehen zu verhindern. Ich füge aber hinzu, dass sie das sicher nicht bewusst inszeniert habe. Wenn die Verletzung gravierender gewesen wäre, hätte sie ihre Analyse weiterführen können und nicht ihr gewohntes Umfeld verlassen müssen. Dabei sehe ich sehr wohl, dass sie das nur auf autodestruktivem Wege tun konnte, halte aber angesichts des Behandlungsendes eine solche weitere Deutung nicht für passend. Mit dieser Verletzung signalisiert sie in meiner Gegenübertragung auch ihren Wunsch, nicht mehr so genau hinschauen zu müssen. Sie verwickelt mich dann noch in ein Gespräch über Psychoanalyse und Verhaltenstherapie, mit dem Anliegen, dass man nicht so eingleisig verfahren solle in einer therapeutischen Beziehung, dass Ängste doch in die jeweils andere Therapieform projiziert würden. Als zukünftige Kollegin legt sie mir damit nahe, so verstehe ich sie, doch auch nicht so genau hinzusehen in meinen Bemühungen um unbewusste Bedeutungen, vielleicht ein Auge zuzudrücken bei der psychoanalytischen Arbeit mit Analysanden.

Nichts sehen, nichts sprechen, nichts hören? (Frau L)

Auch diese Analysandin kommt in die letzte Stunde mit einer Beeinträchtigung eines Auges, bei ihr bedingt durch eine Virusinfektion. Zudem leidet sie an einem Stimmbandinfekt, der ihr das Sprechen erschwert. Resignierend stellt sie fest, es habe sich in den vielen Stunden nichts verändert, sie reagiere immer noch körperlich auf psychische Belastungen. Als ich zum Sprechen ansetze, will sie nichts von mir hören. Was sie vermutlich nicht sehen kann und auch nicht länger erklären will, ist ihre positive Entwicklung in der Analyse, körperlich und psychisch, trotz einer deutlich negativen Übertragungssituation. So hatte sich im Laufe des Prozesses ein erhöhter Blutdruck bei ihr normalisiert, wovon sie mir in einer Art und Weise berichtet hatte, als sei das keine nennenswerte Veränderung, als sei das nicht ein Schritt in die Gesundheit. Das Durcharbeiten ihrer aggressiven Hemmungen und Durchbrüche hatte hier zu Einsichten geführt, die sie später nicht mehr wahrhaben wollte. Ihre sozialen Kontakte, die mit einem verbesserten Selbstbewusstsein einhergingen, erlebte sie als viel entspannter, ja befriedigender. Aber auch davon will sie im letzten Kontakt nichts hören. Da in der Primärfamilie die Mutter in ihrem Erleben nichts zu sagen hatte, tat sie sich mit mir als schwacher Übertragungsfigur recht schwer. Zum Abschied bringt sie mir ihren Traum aus der Nacht zuvor mit:

Sie ist mit ihrem Auto unterwegs, das plötzlich stehen bleibt; daraufhin muss sie feststellen, dass der Tank leer ist. Sie sieht aber zwei Tankstellen in einiger Entfernung, die linke geschlossen, die rechte geöffnet. Da kommt ihr jemand entgegen, hilft ihr beim Schieben – noch zehn Meter –, und sie kann tanken und weiterfahren.

Über diesen Traum mit mir zu sprechen, zeigt sie keine Bereitschaft, vielmehr beklagt sie abermals ihre Enttäuschung darüber, dass sie in der Analyse nicht mehr erreicht habe. Ich beziehe mich am Ende auf Freud (1895d), indem ich ihr sage, dass eine Therapie das neurotische Elend in menschliches Unglück verwandeln könne – und dass damit viel erreicht sei. Sie fragt daraufhin, ob Therapien wie Spiralen oben offen blieben, also veränderbar seien. In meiner Antwort versuche ich ihr zu sagen, dass in und durch Therapien Werkzeug oder Rüstzeug für Patienten bereitgestellt würde, damit sie selbst zur Weiterarbeit in der Lage sein könnten. Eines Tages würden sie therapeutische Hilfe dann nicht mehr benötigen. Schließlich will sie noch wissen, ob Patienten sich fragen, ob sie ohne Unterstützung auskommen können. Mit meiner Gegenfrage »Warum nicht?« kann ich sie dann aus meiner Praxis und aus meiner angestrengten Sorge in ihr Leben ohne Therapie entlassen.

Das Vermeiden des Abschieds mit langen Pausen bis hin zum Abbruch

Dass es zu einigen wenigen Abbrüchen der Therapien kam, auch nach längerer Zeitdauer der gemeinsamen Arbeit, ist für das Thema des letzten Kontaktes von besonderer Bedeutung: Signalisierten diese Patienten doch, dass sie den Abschied vermieden, dass sie sich dem Ende der therapeutischen Beziehung nicht stellen wollten beziehungsweise konnten. Meist kündigte sich eine Irritation in der Therapie dadurch an, dass sie einige reguläre Stunden absagten, ohne überzeugende Gründe dafür nennen zu können. Trotz der Bemühungen meinerseits um eine Klärung – wenn sie einzelne Termine wahrnahmen – verliefen diese Stunden oberflächlich, als seien bestimmte Themen ein Tabu, über das offensichtlich nicht gesprochen werden konnte. So unterschiedlich diese Patienten in ihrer Vorgeschichte und ihrer Motivation zur Therapie waren, so ähnlich gestalteten sie ihre verbleibende Zeit bis zum selbst bestimmten Ende. Sie kündigten an, aufhören zu wollen, ohne das so zu nennen, indem sie den Kontakt zunächst einmal vermieden. Vielleicht handelte es sich auch um einen Test, wie weit die Analytikerin wirklich an ihnen interessiert war. Versäumte ein Patient seine Stunden ein paar Mal, ohne sich zu melden, schrieb ich ihm nach geraumer Zeit einen Brief, mit dem ich ihn zu einem Gespräch über die Situation einlud. Die Schwierigkeit dabei ist, dass ein solcher Termin kaum eine Chance hatte – dann hätte das Ende ja Thema werden und anerkannt werden müssen. So blieben einzelne Behandlungen ohne Ende, mit einem unguten Gefühl der Analytikerin und einem Versuch, aus dem bisherigen Verlauf zu einem Verständnis zu gelangen.

Flucht in eine neue Beziehung (Frau M)

Die Patientin, die sehr jung wirkte in Auftreten und Verhalten, klagte über Angstzustände, wenn sie sich alleingelassen fühle. Nach etwa zwei Jahren unserer gemeinsamen Arbeit, in denen sie sich um die Rettung ihrer Ehe bemüht hatte, ließ sie sich auf einen anderen Mann ein und betrieb die Scheidung. In diese Zeit fielen erste Absagen ihrer Stunden, meist mit der Begründung, sie sei für erkrankte Kollegen im Nachtdienst eingesprungen. Über mehrere Monate dünnte sie den Kontakt derart aus, dass ich in einer Stunde, die noch stattfand, eine Klärung versuchte. Damals wusste ich nicht, dass dies der letzte Kontakt mit ihr sein sollte. Sie räumte in dieser Stunde ein, manchmal an dem Erfolg ihrer Therapie zu zweifeln, weil sich in den letzten Jahren noch nicht so viel verändert habe. Sie habe sich zwar zur Einleitung der Scheidung entschließen können, es dauere aber sehr lange, bis sich daraus Konsequenzen ergäben. Ihr Mann sei noch nicht ausgezogen, sodass sie ihn übersehen müsse; er sei Luft für sie. Voller Widersprüche ergänzt sie, sie schmuse halt mit dem Dackel der Familie. Allerdings beschäftige es sie sehr, dass er ihrem neuen Freund mit Rache gedroht habe. Sie fürchtet, dass es zwischen den beiden Männern zu einer handfesten Auseinandersetzung kommen könnte. Als sie geht, versichert sie, ihre Termine von nun an alle wahrzunehmen. Aber sie kam nicht mehr wieder und sagte auch nicht ab, sodass ich allmählich verstand, dass sie sich der Bearbeitung ihrer psychischen Situation entziehen wollte. Mit dem neuen Freund konnte sie in der Illusion leben, nie mehr allein sein zu müssen – ein Durcharbeiten ihrer Ängste entfiel, die Therapeutin als haltendes Objekt konnte im Hintergrund bleiben, es gab keinen Abschied, es blieb alles beim Alten. Auf ein Anschreiben nach einigen Wochen mit einer Einladung zur Klärung der Situation meldete sie sich dann nicht mehr.

»Ausschleichen« statt Abschied (Herr N)

Bei diesem Patienten vergingen zwischen Erstinterview und letzter Stunde, die er als solche nicht definieren wollte, über zehn Jahre. Nachdem ein analytischer Kollege ihn nur vierstündig im Liegen hatte behandeln wollen, kam er zu mir mit der Frage nach einer anderen Form analytischer Therapie. Mit dem Liegen verband er Hilflosigkeit und Ausgeliefertsein, sodass ich ihm eine zweistündige Therapie im Sitzen anbot, was er gerne annahm. Er brachte jahrelange Erfahrung in psychoanalytischer Gruppentherapie mit, in der es, wie er später berichtete, nie zu einem Abschied vom Therapeuten gekommen war. Stattdessen traf sich diese Gruppe regelmäßig ohne Leitung. Als er sich bei mir meldete, verfügte er über ein beträchtliches psychoanalytisches Wissen und konnte sein Bedürfnis formulieren, er wolle sein psychisches Gleichwicht zurückgewinnen, das nach einigen Schicksalsschlägen noch nicht wieder im Lot sei. Bei diesem Patienten schien es mir von Beginn an wichtig, besonders achtsam mit dem Thema Trennung umzugehen.

Im Rückblick gibt es mehrere letzte Stunden in dieser Behandlung, die nach Monaten oder Jahren wieder aufgenommen und fortgesetzt wurde und dann erneut zu einer Abschiedssituation führte. In der Handhabung dieser Stunden, in denen er quasi prüfte, ob er sich schon allein auf den Weg machen könne, erlebte ich ihn einerseits als mutig und souverän, andererseits aber auch als verzagt und unschlüssig, ob er sich das zutrauen könne. Er gewann dann Sicherheit nach mehreren Anläufen, in denen er sich regelmäßig mit einem Bild aus seiner Kindheit konfrontiert sah, mit dem er auch in seine erste Stunde gekommen war. Dieses Bild größter Verlassenheit, in dem er sich im wahrsten Sinne des Wortes mutterseelenallein fand, war immer wieder in seiner Behandlung aufgetaucht. Allmählich verlor es im Verlauf des Prozesses durch kontinuierliches

Durcharbeiten seinen traumatischen Charakter zugunsten einer integrierten Enttäuschungsfigur, die er zuletzt betrauern konnte.

Als er in die wirklich letzte der letzten Stunden kommt, äußert er zu Beginn den Wunsch, gelegentlich vorbeizuschauen wie die Kollegin, die alle sechs Wochen zur Supervision komme. Da ich das nicht ablehne, drückt er seine Freude darüber aus, dass er ja wisse, wo er mich finde – das tröste ihn über den Verlust. Das ändere etwas an seinem Gefühl von Verlorenheit, mit dem er damals gekommen sei. Er frage sich, wie sein Leben verlaufen werde, wenn er sich nun dem Ruhestand nähere und seine Arbeit nicht mehr der Mittelpunkt seines Lebens sein würde. Seine Fantasien bewegen sich in Richtung kreativer Möglichkeiten, er sieht sich als Künstler mit vielen Freiheiten. Nachdem er auf die Großartigkeit der Psychoanalyse verzichten müsse – er sei in den vielen Jahren zu einem realistischeren Standpunkt gelangt –, sei er jetzt gespannt darauf, wie es mit ihm weitergehe. Wie viel Ironie in diese Bemerkung über die Psychoanalyse eingeflossen war, lässt sich zu diesem Zeitpunkt nicht klären. In meiner Gegenübertragung kann ich ihn in dem guten Gefühl gehen lassen, dass er seinen Weg gefunden hat und zu einer Versöhnung mit seiner Geschichte gelangt ist, nachdem er die Trauer über das Unwiederbringliche zugelassen hat. Es ist ihm gelungen, sich von seinen inneren Bildern zu lösen zugunsten einer neuen Objekterfahrung, von der er nicht wirklich Abschied nehmen wollte oder konnte, solange er nicht seine Sicherheit und sein Gefühl für seine Integrität gänzlich zurückgewonnen hatte. Inzwischen sind weitere Jahre vergangen, in denen ich gelegentlich auf indirektem Weg von ihm höre: Soweit sich das beurteilen lässt, hat sich seine Form der Trennung vom neuen Objekt bewährt.

Verwirrung über Grenzen, ein Abschied ist daher nicht möglich (Frau O)

Ihre letzte Stunde bei mir fühlte sich an wie viele Stunden zuvor, in denen die Patientin ihr chaotisches Leben vor mir ausgebreitet hatte und mir zu verstehen gab, dass sie sich mit meiner Hilfe doch irgendwie zurechtfinden wollte. Unser Kontakt hatte schon eine Zeitlang darunter gelitten, dass sie die Erstattung ihrer Rechnungen durch die Beihilfe an ihre bedürftige Mutter weitergeleitet hatte, was sie mir beschämt eingestand. Meine Rechnungen blieben dadurch unbeglichen, die ausstehenden Beträge wuchsen zu einer beachtlichen Summe an, und sie erbat sich eine Pause, um den Schuldenberg abzutragen. Dass sie für ihre Mutter sorgte, schien mir zunächst eine fürsorgliche Geste zu sein, bis ich von ihr erfuhr, dass sie auch für die Schulden ihrer Schwester aufkam und ihren Partner finanziell unterstützte. Statt darüber sprechen und die Hintergründe verstehen zu können, blieb sie der Therapie fern und stellte mich vor die Wahl, sie entweder auf meine Kosten weiter zu behandeln oder aber einer längeren Unterbrechung der gemeinsamen Arbeit zuzustimmen. Indem ich die Pause wählte, hoffte ich auf eine Chance für meine Patientin, dass sie selbstständig zu einer Regelung ihrer Geldangelegenheiten finden würde. Nach Monaten, in denen sie unterschiedlich hohe Beträge überwies, ließ sich die Therapie fortsetzen, es blieb aber weiterhin extrem schwierig, mit ihr über das Problem der fehlenden Grenzen in ihrem Leben zu reden. In ihren Stunden brachte sie so viele akut drängende Probleme mit, dass jenseits dieser Atemlosigkeit wenig Raum blieb. Als es wieder zu einem Anwachsen ihrer Schulden kam und eine zweite Pause folgen musste, begann ich daran zu zweifeln, dass es sich hier um eine konstruktive Arbeit handeln könne. Sie schien die eigene Hilflosigkeit in ihren Verwandten und ihrem Partner wiederzufinden, nicht aber zwischen Einsicht in die Umstände und relativ planlosem impulsivem Handeln unterscheiden zu können. Eine Weiterführung der Therapie wurde dann noch einmal möglich, sie hatte die ausstehenden Therapieschulden zurückgezahlt und nahm ihre Stunden wahr.

In der letzten Stunde, die nicht als solche definiert war, lässt sie mich wissen, dass es ihr besser gehe, und sie zeigt sich einsichtig im Hinblick auf ihre Probleme mit der Abgrenzung. In dieser Stunde fragt sie in kindlicher Weise, wo das denn herkomme, dass sie nicht wisse, wo sie zuständig sei, wo nicht. Dass ihre Vorgeschichte da eine entscheidende Rolle spiele, hatte ich ihr wiederholt gesagt – sie aber scheint mir zu signalisieren, dass sie das immer wieder von mir hören wolle, als könne sie die Bedeutung dieser Erklärung nicht in sich aufnehmen. In meiner Gegenübertragung erlebe ich Ärger, Wut und auch Bedauern darüber, dass meine Bemühungen so wenig fruchten. Mir ist aber bewusst, dass unsere therapeutische Beziehung für sie von größter Wichtigkeit ist, lässt sich doch kein verlässliches Objekt in ihrem derzeitigen Leben finden, nur hilflose Verwandte und gewalttätige Männer. Es wird in dieser Stunde deutlich, dass sie über sehr wenig Motivation verfügt, daran etwas zu ändern. Dass dies der letzte Kontakt sein würde, war damals nicht klar; als sie aber danach mehrere Termine absagte und sich dann gar nicht mehr meldete, verstand ich dieses Verhalten als Resignation, als gebe sie ihre Hoffnungen auf. Vermutlich waren wir in dieser Therapie an einem Punkt angelangt, an dem ihre Ängste so übermächtig geworden waren, dass sie es vorzog, derart große äußere Probleme zu schaffen, dass die inneren zunächst einmal zum Schweigen gebracht wurden.

Keine Versöhnung, kein Abschied (Frau P)

Im dritten Sommer ihrer psychoanalytischen Behandlung ließ diese junge Patientin vermehrt Termine ausfallen, mit der Begründung, beruflich als Ärztin im Praktikum sehr eingespannt zu sein. Gelegentlich teilte sie mir mit, Fieber zu haben oder sich nicht wohl zu fühlen, dies meist vor Urlauspausen, die ich lange vorher angesagt hatte. Den Protokollen der letzten Stunden ist zu entnehmen, dass sie immer wieder über die Ungerechtigkeit klagte, die sie durch die Adoptiveltern erfuhr: Der ältere Bruder werde vorgezogen, auch wenn er im Studium versage – sie bestehe alle Prüfungen und werde in keiner Weise unterstützt. Im Verlaufe der Therapie hatte sie den Kontakt zur Mutter für einige Zeit eingestellt, nahm ihn aber wieder auf, nachdem die Konflikte in dieser

Beziehung Thema geworden waren. Dass negative Übertragungsaspekte schließlich zu einer vorzeitigen Beendigung führen könnten, war zu jener Zeit nicht erkennbar; sie liebäugelte für ihre berufliche Weiterentwicklung nach der Therapie mit einem Job in der Schweiz, weit weg und gut bezahlt.

Im Herbst schließlich – in der letzten Stunde, die sie wahrnimmt – berichtet sie von einem Kollegen, der ihr das Leben schwer mache; er dränge sich vor, sei aber unfähig und ein erbärmlicher Angeber, der ihr auch leid tue. Dass hier eine Wiederholung der Gefühle dem Bruder gegenüber vorliegt, will sie nicht hören. Auch mir scheint dieser Mann äußerst unangenehm, meine Fantasien gehen aber in eine ganz andere, aggressive Richtung, nämlich, wie sie sich wehren könne. Von ihr kommt die Botschaft, dass sie sich in ihrer Aggressivität gehemmt fühle und mit ihren negativen Affekten nicht gut umgehen könne – bleibe sie doch auch dann noch freundlich, wenn sie sich Zumutungen ausgesetzt fühle. In dieser Nebenübertragung lassen sich auch Hinweise finden, dass sie mir gegenüber nicht in der Lage ist, Ärger oder Wut zuzulassen beziehungsweise zu verbalisieren. Ohne aber eine Übertragungsdeutung zu formulieren, ermutige ich sie in dieser Stunde, sich dieser Thematik anzunehmen und auf ihre aggressiven Impulse besonders zu achten. Vermutlich fühlt sie sich damit überfordert, auch wenn sie mir vermittelt, dass sie ein Kernproblem von sich darin sehe. Diese Stunde lag vor einer längeren Pause meinerseits, sodass die Patientin zunächst allein blieb mit dieser Thematik. Ihren nächsten Termin nach der Unterbrechung sagte sie wegen Krankheit ab – und dann ließ sie nichts mehr von sich hören. Meine Versuche, sie telefonisch zu erreichen, hatten keinen Erfolg – auch eine schriftliche Einladung, darüber zu sprechen, ob und wie ihre Therapie fortgesetzt werden könne, blieb ohne Antwort. Dieses Ende ließ mich in dem Gefühl zurück, dass auch ich als Adoptivmutter das angenommene Kind verfehlt hatte. Mein Bedauern war groß, nicht mit ihr zu einem guten Abschied gekommen zu sein, den sie vermutlich mehr fürchtete, als ich damals verstehen konnte.

Kasuistik: Die Hintergründe der Abschiede

Vorbemerkung zur Methodik

Den beschriebenen 16 letzten Kontakten lagen Protokolle zugrunde, mehr oder weniger ausführliche, die nach einem Zeitraum von sieben bis weit über 20 Jahren für eine nähere Betrachtung zur Verfügung standen. Es handelt sich um Dokumente, die zum Ende der psychoanalytischen Behandlung niedergeschrieben worden waren, ohne eine konkrete Zielvorgabe, ohne Pläne, noch einmal auf sie zuzugreifen. Sich für die letzte Stunde zu interessieren, war im Alltag einer Psychoanalyse-Praxis nur am Rande möglich, sodass es zu einer Auswertung der qualitativen Daten erst sehr viel später kommen konnte.

Die Auswahl der Patienten erfolgte nach folgenden – sicher auch subjektiven – Kriterien: Die letzte Stunde musste ausführlich dokumentiert und die Umgangsweise der beiden Beteiligten mit dem Ende deutlich rekonstruierbar sein. Hinweise auf die Übertragungsentwicklung ließen sich zudem den Verlaufsberichten entnehmen. Die Erinnerung der Analytikerin an ihre Gegenübertragung in den verschiedenen Behandlungen sollte zudem möglichst lebendig sein und zugänglich machen, was sie fühlte. Ferner durfte es eine Verbindung zwischen Analytikerin und Analysand seit mindestens fünf Jahren nicht mehr geben. Wichtig war auch, Frauen und Männer in ihren Abschiedsstunden zu untersuchen, etwa in dem Zahlenverhältnis, in dem sie über die Jahre in die Praxis kamen. Schließlich musste gewährleistet sein, dass die Darstellung der Kasuistiken absolut ausschloss, die Identität der Beschriebenen zu erkennen.

Von den ausgewählten Patienten war bei einigen die Behandlung nach etwa 140 Stunden beendet, die meisten nahmen zwischen 200 und 400 Stunden wahr, eine geringere Anzahl verabschiedete sich nach über 400 bis 700 Stunden. Den Aufzeichnungen des letzten Kontaktes ist nicht vollständig zu entnehmen, wie sich die Übertragungs-Gegenübertragungs-Entwicklung gestaltete, welche Konflikte in den Analysen vorgeherrscht hatten, wie der analytische Prozess von den beiden Beteiligten gesehen wurde. Es handelt sich dabei um einen kleinen Ausschnitt, quasi um einen Schnappschuss, der Hinweise auf vergangene Entwicklungen und durchgearbeitete Themen bereithält, der damit Aufschluss geben kann über die gemeinsamen Erfahrungen in den langen Jahren. Zur Vertiefung dieser Verlaufsgestalten liegen neben den Erinnerungen der Analytikerin die Berichte vor, die für die Fortführung der Behandlungen regelmäßig erstellt worden waren.

Was die Frequenz dieser analytischen Behandlungen betrifft, so finden sich solche mit durchgängig vier Wochenstunden, weitere mit drei, aber auch von Anfang bis Ende zweistündige, die in der Regel im Liegen durchgeführt wurden. In einem Fall erfolgte die zweistündige Psychotherapie im Sitzen, während analytische Psychotherapien mit regelmäßig einer Wochenstunde bei den beschriebenen Patienten nicht vorkamen. Allerdings kam die Analytikerin dem Wunsch einiger Patienten nach, die Frequenz zum Ende der Kontakte zu reduzieren.

Die Abschiedssequenzen aller dieser Patienten, die mit unterschiedlicher Intensität gearbeitet hatten, sind die Grundlage der Betrachtungen zum letzten Kontakt. Es schien nicht zielführend, Psychoanalyse-Patienten und solche mit analytischer Psychotherapie klar voneinander zu trennen, da der Schwerpunkt der Untersuchung nicht in der Behandlungstechnik lag, vielmehr in den Prozessvariablen, die mit dem Ende der Behandlung verbunden sind. Mit Schneider (2008) sehe ich in der afokalen Grundeinstellung einen verbindenden Bestandteil der Psychoanalyse in stricto sensu und der psychoanalytischen Psychotherapie, eine grundlegende Herangehensweise, mit der ich meinen Patienten in unterschiedlichen Behandlungsfrequenzen begegnete. So kann davon ausgegangen werden, dass durch meine grundlegende analytische Haltung Bedingungen für die 16 Patienten vorlagen, die eine

Befassung mit der übergeordneten Fragestellung ermöglichten. Damit soll die Bedeutung der Unterschiede in den verschiedenen Settings nicht vernachlässigt werden. Der hier eingenommene Blick auf das Geschehen im letzten Kontakt schließt aber detaillierte behandlungstechnische Fragen aus. Für die Untersuchung der letzten Stunde wurde die Frage der Frequenz daher nicht weiter aufgenommen; sie hätte eine zu starke Ausweitung des Themas zur Folge gehabt. Offensichtlich bedarf es dazu weiterer klinischer Studien, um zu einer Klärung der vielfältigen Einflüsse zu gelangen, die in den psychoanalytischen Prozess hineinspielen.

Der Diagnosestellung, die ja am Anfang der Behandlung lag und immer wieder überprüft wurde, kam in den Schlussprotokollen keine weitere Bedeutung zu. Angesichts der Abschiedsszene ließ sich kein zusätzlicher Erkenntnisgewinn erwarten, wenn die Diagnosen systematisch miteinbezogen worden wären. Vielmehr stand ja die intra- und interpersonale Auseinandersetzung des Analysanden im Mittelpunkt des Interesses, sodass eine solche Erweiterung in diesem Rahmen nicht angesagt war. Das soll aber nicht heißen, dass in einer größeren Untersuchung die letzte Stunde unter diagnostischen Gesichtspunkten nicht interessant sein könnte.

Was frühere Trennungen der Patienten betrifft, so schien ein Blick in die Vorgeschichte aufschlussreich zu sein, vor allem im Hinblick auf erlittene Traumata und das Durcharbeiten dieser Traumata in den langjährigen Prozessen. So tauchte zum Beispiel die Frage auf, ob eine Retraumatisierung von denen gefürchtet wurde, die sich vorzeitig trennten. Auch gab es Hinweise, dass die Angst vor den eigenen Abgründen so übermächtig war, dass eine zu frühe Beendigung vor allem als Selbstschutz diente. Die Not dieser Patienten muss dann sehr groß gewesen sein, so groß, dass sie die damit verbundenen Gefühle keinesfalls zulassen wollten, sie vom Bewusstwerden fernhielten. Eine Annäherung an diese Motive und Befindlichkeiten wird dadurch möglich, dass der Rückgriff auf die Vorgeschichte der Patienten weitere Erkenntnisse über ihre psychische Situation in der letzten Stunde erlaubt.

Zudem wird der Blick auf die Übertragungs- und Gegenübertragungs-Prozesse das Verständnis dieser letzten Kontakte erweitern können. Die den verschiedenen Gruppen zugeordneten Patienten werden nun noch einmal beschrieben, diesmal im Hinblick auf ihre Lebensgeschichte und deren Niederschlag in den analytischen Kontakten.

Wie einseitig das Bilanzieren sein kann

Bei einer näheren Betrachtung der vier Patienten (A–D), die in der letzten Stunde Bilanz zogen, lassen sich folgende Gemeinsamkeiten finden: Sie vermieden Gefühle im Hier und Jetzt und setzten sich mit ihrem zukünftigen Leben auseinander, intellektuell sehr gekonnt, emotional eher verhalten. Die Frage der Trennung von einem haltenden Objekt führte im Rückgriff auf die Biografien zu Lebensläufen, in denen es zu schwerwiegenden Erfahrungen gekommen war. Im Laufe des psychoanalytischen Prozesses hatte sich eine Übertragungs-Gegenübertragungs-Konstellation entwickelt, die vor allem durch die Erfahrungen mit dem Primärobjekt geprägt war; deren Aufarbeitung benötigte viel Zeit, wobei die Ambivalenzen in dieser Beziehung im letzten Kontakt nicht mehr präsent waren. Das fühlte sich an, als hätte man sie hinter sich gelassen und wolle nur die positiven Aspekte sehen.

Der Abschied von der Analytikerin-Mutter aktualisierte bei Herrn A die vielfältigen Trennungen, denen er sich gegenüber fand: Vor Jahren hatte er sein Heimatland verlassen, um einer kreativen, ihn erfüllenden Tätigkeit nachgehen zu können. Damals hatte er auch eine Liebesbeziehung beendet. Und nun, am Ende seiner Analyse, war die Scheidung seiner langjährigen Ehe erfolgt. Er musste die Kinder zurücklassen, ebenso wie seine Kollegen und Kolleginnen. Das bedeutete, dass er noch einmal eine über lange Jahre vertraute Umgebung verließ. Dass er auch mich aufgeben musste, versuchte er mit der Einladung zu einem Besuch ungeschehen zu machen. Das fühlte sich so an, als ließen sich alle Probleme des Abschiednehmens damit lösen. Mit der Fantasie, ich würde ihn an seinem neuen Wohnort besuchen, tröstete er sich über das unvermeidliche Ende. Offensichtlich wünschte er sich eine private Verbindung zu mir, wenn er den durch die Analyse gesetzten Rahmen sprengen wollte. Sein Wunsch war in meinem Erleben auch ein Verführungsversuch, die Grenzen meiner Abstinenz zu testen. Die Ödipalität in der Beziehung zu seiner Mutter war in der Analyse sehr wichtig gewesen; in der vermutlich noch nicht vollends aufgelösten Übertragung zeigte sie sich zum Ende der Analyse noch einmal in großer Deutlichkeit.

Das aktuelle Gefühl in der letzten Analysestunde sollte auch bei Frau B keine Rolle spielen; sie blieb in ihrer Bilanz ganz bei der eigenen Person mit ihren Erfahrungen in der hinter ihr liegenden Zeit und den Plänen, mit denen sie sich die Zukunft ausmalte. Sie war mit Überlegungen befasst, wie das Leben nun nach dem Ende der Analyse weitergehen könne, und zeigte sich voller Mut und Zuversicht, den neuen Anforderungen gewachsen zu sein. Trauer und Schmerz sollten der Vergangenheit angehören, die Beziehung zu mir fand in einer distanzierten Weise ihren Ausdruck: Sie beschrieb mich als Vorbild, als Identifikationsfigur, sagte nicht etwa, dass sie gern zu mir in ihre Stunden gekommen sei. In der Vorgeschichte hatte das Durcharbeiten ihrer defizitären Mutterbeziehung einen großen Raum eingenommen, wobei sich die negative Übertragung eher in der Beziehung zu den Geschwistern niedergeschlagen hatte, verfolgte sie diese doch gelegentlich mit großem Hass. Es war dann auch sie, die das Ende festlegte, die entschied, dass sie von nun an alleine zurechtkommen wolle. Angesichts ihrer früheren Unsicherheiten verstand ich ihren Abschied daher als Versuch, das Erreichte zu betonen und sich neu einzurichten in ihrer zuversichtlichen Selbstwahrnehmung. Was negative Gefühle und Erfahrungen betrifft, so gestaltete sie ihre letzte Stunde so, dass kein Zweifel an ihrer Bilanz aufkommen durfte.

Einen anderen Weg, sich bilanzierend zu verabschieden, nahm Herr C: Wie beschrieben, fand er sich in der letzten Stunde rasch bei großen Themen, er sprach über Leben und Tod, über traurige Szenen mit Freunden, in denen nur er nicht weinte. Dabei wurde deutlich, wie wichtig ihm das Wissen um die Endgültigkeit bestimmter Erfahrungen war, eine Erkenntnis, die er sehr rational anging. Zudem zeigte sich, dass selbstbestimmtes Handeln für ihn außerordentlich wichtig war und er seinen bisherigen Lebensweg unter diesem Gesichtspunkt gestaltet hatte. Soweit er zurückdenken könne, habe er sich nicht in vorgegebenen Pfaden bewegen wollen. Im Schutz seiner Analyse hatte dieser Patient seine leibliche Mutter gefunden, die ihn zur Adoption freigegeben hatte, weil sie ohne Unterstützung ihrer Eltern für die Übernahme der Verantwortung für ein Kind viel zu jung war. Die Aufklärung seiner Herkunft spielte eine große Rolle in seiner Analyse; über seine vermutlich traumatische Erfahrung, direkt nach der Geburt von der Mutter getrennt worden zu sein, wurde eine Bearbeitung seines Umgangs mit Abschieden möglich. Über den Weg philosophischer Betrachtungen setzte er sich mit Ideen auseinander, wie man sich »reifer« trennen könne. Zuletzt hatte er eine Beziehung zu einer Frau im Alter seiner leiblichen Mutter aufgenommen, eine Entwicklung, die als Kompromiss zu verstehen war: Einerseits fanden seine Bedürfnisse nach mütterlichem Umsorgtwerden hier einen Raum, andererseits konnte er sich über die Sexualität als erwachsener Mann definieren. Das Ende der analytischen Sitzungen ließ sich gemeinsam früh festlegen. Im letzten Kontakt verstand ich ihn so, dass er derjenige war, der mich verließ, um aufzuzeigen, wie er damals von seiner Mutter verlassen worden war.

Die Trennungserfahrungen von Frau D, lebensgeschichtlich mit der Wende in der DDR verbunden, hatten anfangs durchaus nicht nur negative Züge. Der Wunsch nach Ausreise aus der DDR war in ihrer Familie schon länger präsent. Als die Mauer dann fiel, taten sich neue Möglichkeiten für sie auf. Man hatte ihr das Abitur verweigert, im Westen konnte sie sich aber nachqualifizieren und eine für sie sehr interessante Tätigkeit ausüben. Dass sie am Ende ihrer Analyse eine so positive Bilanz ihrer Entwicklung ziehen konnte, mag mit ihren Versagensängsten zu tun haben, mit denen sie auf den Wechsel in ein neues Leben reagiert hatte. Ihr Selbstvertrauen war deutlich gewachsen und möglicherweise noch sehr schutzbedürftig nach der Analyse, sodass sie zum Abschied keine andere als eine positive Sicht zuließ. Dass auch sie unter einer belastenden Mutterbeziehung gelitten hatte, erinnerte sie verstört und voller Angst: Sie kniete als Kind von vielleicht sieben Jahren vor dem Sessel, in dem ihre Mutter saß; sie hielt diese bei der Hand und bat sie um Verzeihung. Die Mutter hatte zuvor mitgeteilt, sie wolle nicht mehr leben. Die Patientin musste die Erfahrung machen, dass masochistische Unterwerfung der Weg war, die Mutter am Leben zu halten. Entsprechend vorsichtig und angepasst hatte sie sich über lange Zeit mir gegenüber verhalten. Sie konnte im Laufe des Prozesses verstehen, dass ödipale Fantasien hier eine Rolle spielten, der Weg zum Vater frei werden könnte, wenn sie aufbegehrte. Im Laufe des analytischen Prozesses führte das Durcharbeiten zu der Einsicht, dass ihre Skrupel überzogen waren, dass nicht wirklich eine schwere Schuld oder ein Verbrechen bei ihr vorlag. Aber die Eltern zu verlassen, hatte sich als Todsünde erwiesen, sodass ihr Auszug von zu Hause, noch in der DDR, bevor sie 18 Jahre alt war, Katastrophenfantasien nach sich gezogen hatte. Vielleicht ließ sich der »Auszug« aus der Analyse nur mit Beschönigungen am letzten Tag bewältigen, um den Bedrohungen durch das Relikt eines grausamen Über-Ichs zu entgehen. Sie hatte Trennung mit gewaltsamem Tod und unausweichlichen Qualen assoziiert und vermittelte mir in meiner Gegenübertragung eine große Erleichterung, dass wir beide den Abschied unbeschädigt überleben konnten.

Blumen und Geschenke als Medium, die negative Übertragung zum Schweigen zu bringen

Der letzte Kontakt in einer psychoanalytischen Behandlung bedeutet auch, dass es nun nicht weitergeht mit den Sitzungen, dass der Patient verlassen wird, ihm eine Trennung zugemutet wird, er auf sich allein gestellt fortan sein Leben bewältigen muss. Negative Affekte wie Verdruss, Ärger, Wut über bestimmte Interventionen meinerseits werden ausgeblendet; schließlich habe ich nicht berücksichtigt, dass es eigentlich zu früh ist mit dem Ende, und sehe die Angst des Patienten nicht, das alles nun allein schaffen zu müssen. Ein Lebensabschnitt geht zu Ende, es kommt zu einer Zäsur, die Behandlung ist abgeschlossen. Obwohl man lange davon weiß, dass Analysen nicht unendlich sein können, überwiegt in vielen Fällen nicht die Freude am letzten Tag – bei beiden Protagonisten. So kann die positive Seite der Ambivalenz Oberhand gewinnen und der Patient mit Blumen und Geschenken darüber hinweggehen, dass es vielleicht Grund gäbe, mir zu grollen. Mit meiner Zustimmung zum Ende der Begegnungen komme ich schließlich in die Nähe früherer Objekte, mit denen beim Analysanden keineswegs nur positive Erinnerungen verbunden sind. Die negativen Aspekte der Übertragung leben sicherlich zum Ende hin noch einmal auf und können sehr verunsichernd sein. Entsprechend ist die Strategie verständlich, an den guten Erfahrungen festzuhalten und die Zweifel mit Blumen und Geschenken zurückzudrängen. Wünschenswert ist ja ein benignes Objekt, das allen Ängsten zum Trotz beim Patienten eine positive innere Repräsentanz erreicht hat. In der Gruppe dieser Patienten (E–H) finden sich hochgradig gesteigerte Ängste vor dem Alleinsein, mit zum Teil traumatischen Trennungserfahrungen in der Kindheit.

So wurde Frau E für mehrere Monate zu Verwandten gegeben, im Alter von einem Jahr, als die Geburt des nächsten Kindes anstand. Es folgten danach drei weitere Geschwister, denen sie als Älteste häufig die Mutter ersetzen musste. Ihre früheste Erinnerung an die Mutter, grün im Gesicht, auf einer Bahre liegend, sieht sie im Zusammenhang mit einer von mehreren Abtreibungen zwischen den Geburten. Dass sie mit ihren Symbiose- und Abhängigkeitsbedürfnissen schwere Enttäuschungen erleben musste, liegt auf der Hand. Als sie elf Jahre alt war, übersiedelte die Familie nach Deutschland, wo dieses Mädchen nach dem Verlust all seiner vertrauten Beziehungen in ein Internat geschickt wurde. Wie einsam und verlassen sie sich damals fühlte, ist der Patientin nur noch bruchstückhaft zugänglich. Mit sehr guten intellektuellen Möglichkeiten gelang es ihr, sich zu interessieren, Zugang zu Bildung zu erreichen und sich beruflich zu bewähren. Auslöser für ihren Therapiewunsch war die Trennung von ihrem Partner, mit dem sie über 15 Jahre lang eine Beziehung führte; er hatte sie relativ unvermittelt verlassen. In diesem Lebenslauf war es zu so vielen traumatischen Trennungen gekommen, dass die Verarbeitung dieses neuerlichen Verlustes zu einer schweren Krise bei ihr führte. In der Analyse über viele Jahre hatte sie einen Ort gefunden, in dem sie ohne Bedrohung bleiben konnte, bis sie sich den Abschied zutraute. Dass sie aber eines Tages gehen musste, ihr das sehr schwer fiel, war auf dem biografischen Hintergrund nur allzu verständlich. So sehe ich den sorgfältig ausgewählten Blumenstrauß und die sehr persönlichen Geschenke als ihren Versuch, in erster Linie ihre positiven Erfahrungen mit mir zu unterstreichen, ihre Freude über eine geglückte Beziehung auszudrücken. Aber dass sie damit den eigenen Zweifeln und Ängsten auch Einhalt gebot, sie überspielte, ihnen keinen Raum öffnen wollte, ließ sich erst viel später gänzlich verstehen.

Es sei die »größte Angst vor dem Alleinsein«, wie Frau F ihr Anliegen im Erstgespräch formuliert hatte, die sie in meine Praxis führe. Anders als bei den bisher vorgestellten Patienten, hatte sie bisher keine äußere Trennung von ihr wichtigen Objekten erlebt, wohl aber tagtägliche Erfahrungen mit Eltern, die keine Zeit für sie hatten. Nach der Geburt zweier Geschwister, fünf und sechs Jahre jünger, wurde sie früh in deren Betreuung eingebunden; statt nachmittags spielen zu können, war ihre Aufgabe, sich um die Kinder zu kümmern. Die Mutter wollte sie tüchtig sehen, seit sie sich erinnern konnte, sodass sie mit ihren kindlichen Abhängigkeitsbedürfnissen alleingelassen wurde. Mit 17 Jahren ging sie eine Ehe mit einem Sandkastenfreund ein, dem sie sich völlig unterordnete. Sie erlebte sich selbst als zu kindlich und abhängig, beschrieb sich als sehnsüchtig nach Zuwendung und noch sehr an die Mutter gebunden. Als die Ehe scheiterte, sah sie keinen anderen Ausweg als den Suizid. Nach zwei Versuchen, die sie durch Zufälle überlebte, bemühte sie sich um eine neue Lösung, sich mit Ihren Ängsten auseinanderzusetzen. Die Psychotherapie, in der sie in meinem Schutz ihre symbiotischen Bedürfnisse und ihre Vernichtungsängste durcharbeiten konnte, führte sie zu der Einsicht, dass Trennung nicht mit Tod gleichzusetzen sei. Das Ende der Behandlung fiel mit ihren Plänen zusammen, in eine Großstadt zu wechseln, um dort eine sie interessierende Tätigkeit aufzunehmen. In unserer gemeinsamen Arbeit hatte sie sich durchaus weiterentwickelt, wobei sie sich in kritischen Situationen rasch in der Rolle des unschuldigen Kindes fand, das von Sexualität und Aggressionen nichts weiß. Ihr Aufbruch in eine neue Welt ängstigte sie sehr. Sie vermittelte mir aber zum Abschied, dass sie den Wechsel wagen wollte, auch nach den Erfahrungen in unseren Stunden, in denen die Übertragungsbeziehung sehr ambivalent geblieben war. Ihr Geschenk – ein Buch über das Elend kleiner Leute – schien ein Hinweis auf ihre Abkehr von der Kindheit zu sein, ein Versuch, sich nicht durch Selbstmitleid aufhalten zu lassen. Offensichtlich war es ihr möglich, einen eher distanzierten Blick auf ihre Vorgeschichte zu vermitteln, indem sie ihre negativen Gefühle dem Therapieende gegenüber in ihrem Geschenk überspielte. In der Gegenübertragung war ich überzeugt, dass ihre Sehnsucht nach Zuwendung nicht mehr zwangsläufig mit permanenter Überforderung verbunden war. Das Gefühl der Wertlosigkeit hat sie in ihrer letzten Stunde überwinden können, hatte sie doch die Angst vor der Leere, vor dem Stillstand zum Ausdruck gebracht, bevor sie sich verabschiedete. Zwar musste sie sich trennen, sie konnte das aber mit der Gewissheit tun, in mir ein zuverlässiges Objekt kennengelernt zu haben.

Der riesige Blumenstrauß, den mir Herr G in die letzte Stunde mitbrachte, entsprach in seiner Größe dem Bemühen des Patienten, keine Traurigkeit aufkommen zu lassen. Er hatte sich vor der Analyse von seiner Partnerin getrennt und das gemeinsame Kind in ihrer Obhut belassen, hatte aber sehr darunter gelitten, den inzwischen einjährigen Sohn nicht täglich sehen zu können. In der Zwischenzeit hatten beide eine Lösung gefunden, nämlich in einer Art Wohngemeinschaft in einem großen Haus mit anderen Leuten zu leben und so einen distanzierten Kontakt zueinander zu ermöglichen. Mit dem Umzug in eine andere Stadt, der vor ihm liegt, kommt es nun zu einer neuerlichen Trennung, die er im letzten Kontakt am liebsten gar nicht thematisieren möchte. In seiner Vorgeschichte fanden sich über Jahre zerstrittene Eltern, die sich trennten, als er 22 Jahre alt war. Wenn er sie besuchte, dann jeweils einzeln und ohne Bezug auf den anderen; er wolle nicht in ihre Konflikte einbezogen werden. Angesichts der Abschiedsszene fragte ich mich, welche Botschaft darin verborgen sein könnte, dass er mir die Blumen im Papier überreichte. In einer eher mütterlichen Gegenübertragung vermutete ich, dass er damit signalisierte, immer noch sein Päckchen tragen zu müssen, auch wenn vieles in der Analyse Thema werden konnte. Zwei Lebensentwürfe waren im Prozess aufgetaucht, die so gegensätzlich waren, dass sie unvereinbar schienen: Der besorgte Familienvater stand einem »lonely wolf« gegenüber, der sich häufig aus dem sozialen Leben zurückzog. Der Patient sah es als seine zukünftige Aufgabe an, hier zu größerer Klarheit zu finden. Diese Themen waren zwar angesprochen, aber nicht »ausgepackt«. So zeigte sein Umgang mit den Blumen und seinen Themen in der letzten Stunde, dass er seine Situation realistisch einschätzte, dass er die dabei entstandenen negativen Aspekte in der Übertragung aber nicht ansprechen wollte.

Bei Frau H stand das Erleben einer depressiven Mutter im Zentrum ihrer analytischen Arbeit, deren Suizidalität für sie als Kind eine permanente Bedrohung gewesen sein muss. Auslöser für den Zustand der Mutter sei der Tod ihrer jüngeren Schwester gewesen, im Alter von acht Monaten; sie selbst sei damals 18 Monate alt gewesen und kenne die Geschichte nur aus Erzählungen. Zwischen ruhiger verlaufenden Zeiträumen habe es immer wieder Tage gegeben, in denen sie sich für das Überleben der Mutter verantwortlich gefühlt habe. Im Verlauf der Analyse war sie mit ihrem Vater zusammengetroffen, den sie sechs Jahre nicht gesehen hatte. Dieser lebte inzwischen in einer neuen Familie, löste aber damals eine Erinnerung von traumatischer Qualität in ihr aus: Kurz nach ihrer Einschulung habe ihr Vater ihr einen Strick gezeigt und gesagt, an diesem werde er sich erhängen, wenn sie nicht mit ihrer Mutter zurückkomme. Zu jenem Zeitpunkt seien sie ausgezogen gewesen. Sie erinnere sich, wie sehr sie geweint und gefleht habe, bis sie die Mutter zur Rückkehr bewegen konnte. Wie sich hier zeigt, war ihre Situation als Kind demnach durch beide Elternteile extrem belastet. Aufgrund dieser Vorkommnisse lässt sich das Ausmaß ihrer unerfüllten Wünsche nach Zuwendung und Geborgenheit erschließen, ihre Angst vor Trennungen zeigt sich so in aller Deutlichkeit. In meiner Gegenübertragung vermittelt mir die Patientin ihr Bedürfnis, mit dem Ende der Analyse mehr innere Ruhe bewahren und die schmerzlichen Erfahrungen der Vergangenheit weiterhin in ihr Leben integrieren zu können.

Darstellungen der tiefer liegenden Not

Die Gefühle beim Abschied, die so schwierig sind für die meisten Patienten, finden in dieser Gruppe (I–L) keinen direkten Ausdruck, sie sind quasi versteckt, können nur averbal in Erscheinung treten. Wenn die Worte fehlen, wenn der Zugang zu Trauer, Schmerz, auch Angst über das Ende versperrt ist, finden die Patienten andere Mitteilungen, mit denen sie auf ihre Verfasstheit aufmerksam machen. Meist handelt es sich um unbewusste Botschaften, die in nach draußen verlegten Abschiedsszenen, Metaphern oder Regressionen ins Psychosomatische enthalten sind, deren Bedeutung nicht immer leicht zu entschlüsseln ist. Auch hier erweitert ein Blick in die Vorgeschichte das Verständnis für diese Art des Umgangs mit der Trennung. Die Dynamik der Übertragungs-Gegenübertragungs-Verläufe kann zudem darüber Aufschluss geben, warum diese unbewussten Strategien von den

Patienten eingesetzt werden: Sie können als Schutz davor verstanden werden, schwer aushaltbare Erkenntnisse zu akzeptieren beziehungsweise sich mit bedrohlichen Wahrheiten konfrontiert zu sehen. So soll die tiefer liegende Not kein Thema werden, könnte ihr Bewusstwerden doch zu einer nachhaltigen Erschütterung des psychischen Gleichgewichts der Patienten führen.

Wie die Betrachtung der Abschiedsszene von Frau I zeigt, tat diese Patientin sich mit nicht nur positiven Gefühlen mir gegenüber sehr schwer. Sie hatte sich offensichtlich einen letzten Kontakt in ungetrübter Harmonie gewünscht, stattdessen kam es zu einer unerwarteten Situation: Sie musste erleben, dass sie es in ihrer Analyse nicht mit einer symbiotischen Verschmelzung zu tun hatte, sondern mit zwei getrennten Individuen mit unterschiedlichen Empfindungen. Ursprünglich sollte der Abschied reibungslos von statten gehen, sie hatte aber nicht damit gerechnet, dass ihre Vorgeschichte mit vielen schmerzlichen Verlusterfahrungen sie einholen würde. Schon im Erstinterview hatte sie formuliert, sie fühle sich wie ein verlassenes Kind, und bis zur letzten Stunde war das Trennungs-Thema virulent. Wie sie in vielen traurigen Stunden mitgeteilt hatte, war sie mit drei Jahren Vollwaise, da ihr Vater im Krieg gefallen war und die Mutter sich das Leben genommen hatte. Sie wuchs bei Adoptiveltern auf, die ihr sehr viel Entwicklung ermöglichten, es kamen aber durch viele Umzüge und den Tod des Adoptivvaters viele weitere Trennungen hinzu; auch ihre Ehe ließ sich nach einigen Jahren nicht mehr retten. Ihr Lebenslauf stellt sich wie eine intensive Suche nach einer stabilen, verlässlichen Beziehung dar, wie sie ihr in sehr früher Zeit verwehrt gewesen war. Deren Fehlen muss äußerst schmerzliche Gefühle in ihr ausgelöst haben. So ging ihr Bemühen da hin, gute symbiotische Beziehungen herstellen zu wollen bei gleichzeitig größten Ängsten, sie könne zum Scheitern verurteilt sein. In ihrer letzten Analysestunde konnte sie es nicht mir (dem neuen Objekt) überlassen, für einen guten Abschied zu sorgen. Um auf keinen Fall als Verlassene dazustehen, versuchte sie, ihren Gefühlen von Abhängigkeit und Hilflosigkeit zuvorzukommen. Das konnte aufgrund ihrer Ängste aber nicht gelingen, und so teilte sie ihre Befindlichkeit auf anderem Wege umso deutlicher mit. In meiner Gegenübertragung war mir das Ausmaß ihrer Trennungsängste damals vermutlich nicht in seiner ganzen Tragweite zugänglich.

Auch Herr J hat berichtete, er kenne das Gefühl, allein gelassen zu sein, von klein auf. Wenn er sich den Eltern gefügt habe, sei er in Ruhe gelassen worden und relativ unbehelligt geblieben. Da seine Mutter im Geschäft seines Vaters mitarbeitete, konnte sie nie zuverlässig für ihn da sein. Sein jähzorniger Vater aber habe ihn häufig verprügelt und keinerlei Verständnis für seine kindlichen, später jugendlichen Bedürfnisse gezeigt. In einer Reifungskrise – zu Beginn des Studiums – war es zu Herzrhythmusstörungen gekommen, die den Patienten in einer Überforderungssituation sehr beunruhigten. Anlass für seine Suche nach einem Therapieplatz war die Rückkehr dieser Symptomatik nach vielen Jahren, zu der Zeit, als er selbst Vater wurde und sich mit der Trennung von seiner Frau auseinandersetzte. Als noch Rückenschmerzen diese Regression ins Psychosomatische verstärkten, war auch ihm einsichtig, dass er körperliche Schmerzen weitaus besser ertragen konnte als seelische. Er hatte zwar eine beachtliche Karriere gemacht, sich aus dem familiären Milieu heraus vom Gesellen zum Facharzt entwickelt, aber er litt unter der Angst, sich zu binden und abhängig zu sein. So begegnete er anderen Menschen mit emotionalem Rückzug, traute niemandem über den Weg und blieb sehr einsam. Wenn er das Alleinsein gar nicht mehr aushielt, versuchte er mit sexuellen Beziehungen Nähe herzustellen, die gewünschte Befriedigung blieb aber oft versagt. In der analytischen Arbeit wurden intensive Wünsche an die frühe Mutter deutlich, gleichzeitig formulierte der Patient, als seine Analytikerin solle ich mich unbedingt von seiner Mutter unterscheiden. So erwies sich das Übertragungs-Gegenübertragungs-Geschehen als schwierig, da das gespaltene Mutterbild das Durcharbeiten seiner Konflikte erschwerte. Da er eher handeln konnte als fühlen, zog er Mutproben wie Fallschirmspringen und ein Flugzeug steuern den

Ängsten vor, die ihm Bindungen und Abhängigkeiten bereiteten. Auf der Basis dieser Konstellation ist verständlich, dass Trauer über den Abschied und Schmerz im letzten Kontakt kein Thema werden durften; andernfalls hätte er die Trennung von mir nicht einfach verleugnen können.

Frau K hatte einen Therapieplatz gesucht, da sie sich in einer Krise mit ihrem Partner befand. Während sie sich einerseits vor dem Verlassenwerden fürchtete und deshalb an der Beziehung festhalten wollte, sah sie sich im Fall einer Trennung vor einer Zukunft als Karrierefrau, beides Alternativen, denen sie skeptisch gegenüberstand. Eine tiefgreifende Störung im Verhältnis zu ihrer Mutter hatte ihre emotionale Entwicklung geprägt: Geboren zwischen einem ein Jahr älteren Bruder und einer 14 Monate jüngeren Schwester, fühlte sie sich von klein auf zu kurz gekommen und der Mutter lästig. Auch den Vater beschrieb sie als wenig unterstützend, sei er doch grob, jähzornig und übergriffig gewesen. Kurz vor ihrer Geburt hatte sich der Großvater väterlicherseits das Leben genommen. Wegen eines chronischen Keuchhustens wurde sie als Kleinkind mehrmals in einer Klinik stationär behandelt, sodass schon sehr früh Trennungen von der Familie stattfanden. Offensichtlich brachten auch weitere Erkrankungen sie der erhofften Zuwendung durch die Mutter nicht näher. Im analytischen Prozess waren aggressive Themen – und später auch sexuelle – erst nach langer Zeit möglich. Durch das Ende ihrer analytischen Psychotherapie wurden frühkindliche Verlassenheitsängste aktualisiert, sodass sie den Abschied von ihrer Stadt, von ihrer Jugend vor sich sah und Angst hatte, sie würde in Tränen ausbrechen und traurige Gefühle entwickeln. Mit ihrer kürzlich zugezogenen Verletzung am Auge kam sie dann auch mit der Einschränkung, nicht so genau sehen zu können, in die letzte Stunde. Dieser Appell, schonend und vorsichtig mit ihr umzugehen, führte bei mir da hin, dass ich mich in ein eher kollegiales Gespräch verwickeln ließ, das aus der Abschiedssituation hinausführte.

Auch im Lebenslauf von Frau L finden sich Erkrankungen, die in Zeiten großer psychischer Not auftraten und nun zum

Ende der Therapie aufflackerten: Als der Großvater starb, erlitt das damals achtjährige Kind eine Augenentzündung – war der Großvater doch der einzige, der sich um die Enkelin gekümmert hatte und tagtäglich für sie da war. Der Tod des Großvaters habe »unermessliche Trauer« bei ihr hinterlassen. Da die Mutter in der Landwirtschaft mithalf, fand sie wenig Zeit für das Kind und kam dessen Bedürfnissen nach Zuwendung, positiver Resonanz und ermutigender Bestätigung vermutlich in keiner Weise nach. In ihrer Übertragung schien sie mir sehr anspruchsvoll, was sie alles von mir erwarten könne und doch auch kriegen müsse. So forderte sie zum Ende ihrer Therapie Ratschläge, wie sie denn weiterhin leben solle. Durch die Trennung von der erwachsen gewordenen Tochter zur gleichen Zeit lebten frühe Konflikte in ihr auf, die im wiederholten Scheitern ihres Bedürfnisses nach symbiotischer Harmonie ungelöst geblieben waren. Die Scheidung der Ehe einige Jahre zuvor hatte große Veränderungen in ihrem Leben zur Folge gehabt, zum Beispiel, dass sie wieder berufstätig wurde und noch nicht wieder Freude an ihrem Beruf als Lehrerin gefunden hatte. Wenn ihre Stimme in Überforderungssituationen versagte, konnte sie als Lehrerin nicht arbeiten; sie zog sich damit aus sozialen Kontakten zurück. Die Botschaft am letzten Tag der Therapie war in meinem Erleben, dass sie aus einer enormen Enttäuschungswut heraus nicht sehen wollte (hatte sie doch keinen klaren Blick), nicht sprechen wollte (musste sie doch flüstern, um überhaupt etwas sagen zu können) und nichts hören wollte (von ihren positiven Veränderungen durfte nicht die Rede sein). Entsprechend fühlte sich das in der Gegenübertragung als umfassender Vorwurf an die vernachlässigende Mutter an.

Trennungstraumata und der Umgang mit Abhängigkeit

Den hier vorgestellten Patienten (M–P) ist gemeinsam, dass es nicht zu einer festgesetzten Abschiedsstunde gekommen ist, dass also der letzte Kontakt vermieden wurde. Obwohl es sich um längere Psychotherapien (die kürzeste erstreckte sich über zwei Jahre) handelte, war es nicht möglich, das Ende zu planen und zu bearbeiten. Dieses Umgehen einer eigentlich unvermeidlichen schmerzhaften Erfahrung diente offensichtlich dazu, eventuelle Gefühle nicht aufkommen zu lassen. Die dabei aktualisierten Ängste sollten auf keinen Fall bewusst werden, entstammten sie doch früheren Trennungen, die problematisch verlaufen waren. Vermutlich konnte die Strategie, den letzten Kontakt einfach auszulassen, die unbewusste Fantasie stärken, es gebe gar kein Ende. Wenn es keine letzte Stunde gibt, muss man sich nicht damit auseinandersetzen, dass zeitliche Abläufe nicht ungeschehen gemacht werden können und dass Anfang und Ende für unser Leben bestimmend sind. In den Lebensläufen dieser »Vermeider« finden sich Trennungsgeschichten, deren traumatischer Charakter unterschiedlich deutlich ist, in denen allen aber gravierende Störungen in den frühen Objektbeziehungen vorliegen. Mein Bemühen, sie zur Auseinandersetzung mit dem Ende der Behandlung zu motivieren, konnte durch überwiegend negative Übertragungsaspekte bei diesen Patienten keine Resonanz finden. Dass ich damit in der Gegenübertragung zu einer unerreichbaren, unzuverlässigen, zutiefst enttäuschenden Mutter geworden war, also den Müttern der Patienten sehr ähnlich, trug zu dem Gefühl bei, nicht gut genug gearbeitet zu haben.

Schon im Erstinterview hatte Frau M berichtet, ihre Mutter habe ihr sehr früh gesagt, dass sie kein zweites Kind gewollt habe. So fragte sie sich, warum sie zwei Jahre nach ihrem älteren Bruder überhaupt auf die Welt gekommen sei. Die Eltern hätten beide keine Zeit für die Kinder gehabt und sie in die Obhut der Großmutter mütterlicherseits gegeben. Als Kleinkind wurde die Patientin wegen einer chronischen Nierenbeckenentzündung mehrmals stationär behandelt, ansonsten sah sie sich allein spielen, soweit ihre Erinnerungen reichten. Da Mutter wie Vater im Pflegebereich tätig waren, hoffte sie vermutlich in der Klinik auf elterliche Fürsorge, auch wenn es ihr noch nicht bewusst sein konnte. Später wählte sie eine ähnliche Tätigkeit und übte ihren Beruf gerne aus, bis es zu Trennungen am Arbeitsplatz kam, durch die sie sich, völlig auf sich gestellt, im Stich gelassen fühlte. Eine Reihe älterer Kollegen und Kolleginnen ging in den Ruhestand. Sie versuchte diesen Verlust durch sexualisierte Beziehungen zu Männern zu kompensieren, fühlte sich aber unglücklich. Kurze wechselnde Kontakte hatten zwei Abtreibungen zur Folge, da sie sich noch nicht reif fühlte für ein Kind. Schließlich hatte sie in einem verheirateten Mann, Familienvater, ein verlässliches Objekt gefunden, das sie als verständnisvoll beschrieb. Vermutlich war ihr nicht bewusst, dass die frühen Defizite so einen Ausgleich finden sollten, dass sie sich wünschte, ihre immer wieder gefürchtete Einsamkeit nie mehr spüren zu müssen. Sie hatte eine Art Großmutter-Übertragung auf mich entwickelt, sodass sie fürchten musste, ihre frühkindliche Mangelsituation nicht dauerhaft ausblenden zu können. Um dies zu verhindern, entzog sie sich der Abhängigkeit, die in der gemeinsamen analytischen Arbeit entstanden war. Sie flüchtete sich quasi in die Beziehung zu dem Freund (dem Familienvater), der ihr zwar nicht als Lebenspartner zu Verfügung stand, aber viel eher ihrer Einsamkeit abhelfen konnte als die Analytikerin. Eine Abschiedsstunde war ihr unter diesen Umständen nicht möglich, wäre es doch vielleicht zu einem Zusammenbruch ihrer mühsam aufrechterhaltenen Abwehr gekommen.

Auch Herr N vermied – nach vielen Jahren analytischer Arbeit – eine klare Trennungsszene, indem er sich zusichern ließ, bei Bedarf gelegentlich vorbeischauen zu können. Befasst man sich mit seiner Biografie, so finden sich so viele Wechsel in seinem Leben als Kind und Jugendlicher, dass kontinuierliche Beziehungen nicht oder nur ansatzweise entstehen konnten. Bis zu seinem 20. Lebensjahr habe er an zehn Wohnorten gewohnt, acht Schulen besucht, keine länger als vier Jahre. Daher konnte er sich nicht an eine Heimat erinnern oder eine örtliche Geborgenheit, die er sich dringend gewünscht hatte. Er wuchs bei einem Polizisten-Vater auf, der seine Karriere durch diese Flexibilität beschleunigen wollte. Die Beziehung zur Mutter schilderte er als enttäuschend, sowohl in frühen wie auch in ödipalen Zusammenhängen. In Partnerbeziehungen beschrieb der Patient sich als symbiotisch abhängig. Er erlebte vier Trennungen, in denen er Alleinsein kaum ertragen konnte, bevor er die Frau kennenlernte, mit der er eine Familie gründete und heute noch zusammenlebt. Seine Trennungsängste machte er an einer Erinnerung fest: Etwa vierjährig, befand er sich in einem ihm unbekannten Haus und schaute aus einem Fenster auf einen Hof, von dem die Eltern Stunden zuvor weggefahren waren. Er fühlte sich überwältigt von Verlassenheitsgefühlen, seine Brüder waren nicht da, niemand war da, der ihm Sicherheit geben konnte. Wie diese Szene endete, konnte er nicht sagen. Dieses Bild fiel ihm in der analytischen Arbeit immer wieder ein, es fühlte sich für ihn wie eingebrannt an; aus seiner Sicht handelte es sich um eine traumatische Erfahrung, vor der er sein ganzes Leben lang weggelaufen sei. Er hatte über lange Jahre an einer analytischen Gruppentherapie teilgenommen, in deren Verlauf er sich mit seinem Vaterbild auseinandergesetzt hatte. In der Einzeltherapie zeigte sich zunehmend, dass er sich den Defiziten in der Beziehung zu seiner Mutter stellen wollte. Seine Ängste vor dem Alleinsein hatte er vor allem mit ihrer zu geringen Empathie in Zusammenhang gebracht. Er kam nach Abschieden in der Therapie mehrfach wieder, vielleicht auch um zu sehen, dass die Analytikerin-Mutter seine Enttäuschungswut überlebt hatte. Für ihn war das offensichtlich der Weg, sich über die Erfahrungen mit dem neuen Objekt von früheren Entbehrungen zu lösen.

Anlass für ihre Therapie war bei Frau O ein durch eine Trennung beschädigtes Selbstwertgefühl, durch das sie sich in vielem unfähig fühlte; sie hatte mitgeteilt, sich damit nicht akzeptieren zu wollen. Von ihrer inzwischen pflegebedürftigen Mutter hatte sie berichtet, dass diese früher sehr sadistisch mit ihr umgegangen war, sodass sie beim Vater Schutz vor ihren Schlägen gesucht hatte. Sie kam als viertes Kind ihrer Eltern zur Welt, die damals bereits 42 und 50 Jahre alt waren. Der älteste Bruder starb im Alter von 20 Jahren an Krebs, als die Patientin drei Jahre alt war. Ihre acht Jahre ältere Schwester war alkoholkrank, die sechs Jahre ältere zweite Schwester starb im Alter von einem Jahr, fünf Jahre vor der Geburt der Patientin. Dass von vier Kindern zwei starben, muss für die Eltern, vor allem für die Mutter, traumatisch gewesen sein; so stellt sich die Frage, ob Frau O als Ersatzkind in dieser Familie die Rolle der verstorbenen Geschwister übernehmen musste. Sicherlich hatte sie es besonders schwer, zu ihrer eigenen Identität zu finden, wenn die Mutter sich in Erinnerungen an die verstorbenen Kinder verlor. Über die Zugehörigkeit zu einer Generation gab es zudem Verwirrung in der Familie, war der älteste Sohn doch 17 Jahre alt bei Geburt der Patientin. Ihre Partnerkonflikte drehten sich mehr um Geborgenheit und symbiotische Bedürfnisse, weniger um ödipale Themen. Die Erfahrungen in ihrer Primärfamilie waren wieder aufgelebt, als ein langjähriger Partner sie verließ. Die abrupte Trennung hatte bei ihr zu dem Gefühl geführt, diese Krise nicht allein bewältigen zu können. In ihrer Therapie, in deren Verlauf sie eine vorzeitige Beendigung provozierte, wurde ihre Verwirrung darüber deutlich, wie sie mit ihren Objekten ohne Schuldgefühle umgehen könne. Schließlich vermied sie die Einsicht, dass nach einem Anfang in der Therapie das Ende unvermeidlich ist, sodass sie nach langen Unterbrechungen einen letzten Kontakt nicht wahrnahm. In meiner Gegenübertragung war großes Bedauern darüber spürbar, dass die Trennungsproblematik in unseren Begegnungen so wenig bearbeitet werden konnte.

Auch die Vorgeschichte von Frau P lässt verstehen, dass sie sich mit Trennungen sehr schwer tat und einem letzten Kontakt in ihrer Therapie auswich. Im Alter von einem halben Jahr wurde sie in Vietnam vor einem Kinderheim aufgefunden und dort aufgenommen; die leiblichen Eltern blieben unbekannt. Bis zu ihrer Übersiedlung nach Deutschland zu ihren Adoptiveltern war sie 18 Monate alt geworden. Ihren drei Jahre älteren Bruder, den die Eltern zuvor adoptiert hatten, beschrieb sie als extrem schwierig. Nach langen Jahren der Spannungen und Konflikte, in die sie einbezogen worden war, trennten sich die Eltern, als sie 18 Jahre alt war. Sie beklagte ihre »asiatischen Gene«, da ihr Aussehen zu ungehörigen Bemerkungen führte, wenn sie mit dem Vater unterwegs war. So litt sie darunter, als »Katalogfrau« behandelt zu werden und vermied Situationen, in denen es zu solchen Anspielungen kommen konnte. Für sexuelle Wünsche war lange Zeit kein Raum, wohl weil sie sich nicht auf ihre Sexualität reduziert sehen wollte. Zudem war der als von der Mutter bevorzugt erlebte Bruder in ihrer Wahrnehmung rücksichtslos und destruktiv, was sie ängstigte. Ihre grundlegende Verunsicherung in ihrer familiären, sozialen, ethnischen und kulturellen Zugehörigkeit ließ sich in der Behandlung durchaus bearbeiten, der wachsenden Abhängigkeit von mir aber begegnete sie mit großer Ambivalenz. Nachdem sie ihre Sexualität besser akzeptieren konnte und es wagte, sich zu erproben, sagte sie zunehmend Stunden ab. Zwar fühlte sie sich damit erwachsener, für eine Bearbeitung der Übertragungsbeziehung war aber kein Raum mehr. Negative Gefühle, durch Pausen in der Therapie ausgelöst, sollten vermieden werden; auch Trauer über das unvermeidliche Ende der Stunden und womöglich Abschiedsschmerz durften kein Thema mehr werden. So beendete sie ihre Behandlung viel zu früh, sie war diejenige, die – in einer Umkehr ihrer schmerzlichsten Erfahrung am Beginn ihres Lebens – mich verließ und bei mir ihre unerwünschten Gefühle deponierte.

Diskussion

Standortbestimmung

Bei meinen Recherchen zur Thematik der letzten Stunde bin ich auf Beiträge zur Beendigung von Psychoanalysen und Psychotherapien gestoßen, in denen es weniger um den letzten Kontakt ging als vielmehr um die letzte Phase der Therapie. Von den Autoren, die darüber geschrieben haben, seien einige zitiert; eine vollständige Erfassung dieser Literatur würde den Rahmen der vorliegenden Untersuchung sprengen. Die Frage der Beendigung hat Psychoanalytiker schon früh beschäftigt: So hat Ferenczi 1928 über Probleme der Beendigung von Analysen geschrieben, auch Balint befasste sich mit dieser Thematik (1966 [1949]). Weitere Beiträge zu Kriterien und Technik der Beendigung folgten (Lipton, 1961; Nacht, 1965; Ticho, 1971, 1972). Gilman (1982) hat in seinen Ausführungen zur Beendigungsphase in der psychoanalytischen Praxis einen Überblick über 48 abgeschlossene Fälle vorgestellt, während Viorst (1982) die Reaktion des Analytikers auf den Abschluss der Analyse untersucht hat. Bei Frayn (1992) ließen sich in einem Vergleich von regelrechten und frühzeitigen Beendigungen reliable Prädiktoren für den Zeitpunkt des Analyseendes nicht finden. Orgel (2000) hat einen Beitrag über das Gehenlassen am Ende der Behandlung geschrieben, während Diederichs (2006) sich auf Bergmann (1998) bezieht, der die Beendigung der Analyse als »Achillesferse der psychoanalytischen Behandlungstechnik« bezeichnet. Sodann sind Rieber-Hunscha (2005) mit einer Monografie zur Beendigung von – nicht nur psychodynamischen – Psychotherapien, Novick und Novick (2005) mit Gedanken zum »guten Abschied« und Kächele und Kollegen (2008) mit der Frage nach Unterbrechung und Beendigung psychoanalytischer Behandlungen zu erwähnen. Schließlich geht es um das Gestalten der letzten Phase, frühzeitiges Festlegen des letzten Termins, Überlegungen zu der Rolle des Analytikers/des Analysanden in der Initiative, die Trennung einzuleiten (Pflichthofer, 2017). Dabei wurde deutlich, dass für die Kriterien der Beendigung keine vollkommene Übereinstimmung zwischen den Psychoanalytikern bestand – ein Befund, der angesichts der vielfältigen theoretischen Implikationen nicht überrascht. Man ist sich einig, dass dem Ende der psychoanalytischen Therapie besondere Aufmerksamkeit geschenkt werden sollte; in den Publikationen lässt sich aber eher ein Mangel feststellen, unter welchen Bedingungen der günstigste Zeitpunkt für den Schluss zu finden ist. Vermutlich erschwert die Thematik, dass Abschied und Trennung mit Trauer und Schmerz verbunden sind, ein kühles, rein rationales Herangehen an solche Überlegungen.

Ein ausführliches Protokoll einer letzten psychoanalytischen Stunde hat sich finden lassen, ein sorgfältig, ja minutiös transkribiertes, das im Rahmen eines Forschungsprojektes gründlich analysiert und interpretiert wurde. Dabei handelt es sich um den Abschied von Amalie, deren langjährige Analyse von Kächele und Kollegen (2006) mit Aufzeichnungen auf Tonband dokumentiert und begleitet wurde. Grimmer und KollegInnen (2008) betiteln eine Darstellung dieser Arbeit über die letzte Stunde mit dem Satz Amaliens »Ich muss jetzt gehen«. Dabei zeigt sich, dass mit unterschiedlichen Methoden (z.B. Gesprächsanalyse, Erzählanalyse) sehr viel über ihre innere Verfasstheit herausgearbeitet werden konnte, dass sie viel mitteilte, ohne in klaren Worten zu sagen, sagen zu können, was sie bewegte. Wie ein letzter Kontakt ganz genau von statten gegangen ist, lässt sich in einem solchen überaus detaillierten Protokoll aufzeigen, sicherlich ein unschätzbares Verdienst dieser qualitativen Einzelfallforschung. Wie aussagekräftig Erkenntnisse und Ergebnisse über den Einzelfall hinaus sein können, wird von weiterer Forschung und zusätzlichen Fragestellungen abhängig sein. Auf jeden Fall kommt der qualitativen Forschung in der psychoanalytischen Praxis eine bedeutende

Rolle zu; sie generiert neue Hypothesen und theoriegeleitete Annahmen, mit denen eine Weiterarbeit möglich ist.

Was die hier dargestellte Arbeit betrifft, so liegt ihr das über lange Zeit gewachsene Interesse der Analytikerin an der letzten Stunde zugrunde, an den unterschiedlichen Formen der Beendigung, an der Endgültigkeit der immer wieder neuen Erfahrungen im letzten Kontakt. Dabei bildet eine Anzahl von 16 ausgewählten Patienten die Grundlage für die Gedanken über das Ende, also eine größere Zahl als im Einzelfall, eine geringe aber im Hinblick auf Verallgemeinerungen. So präzise wie in einer Einzelfallstudie können Protokolle hier nicht untersucht werden, dennoch diente dieser Ansatz letztlich dazu, mehr über die Prozesse beim Abschied aus der analytischen Therapie zu erfahren. Über die Auswahl dieser Patienten ist zu sagen, dass sie eher intuitiv erfolgte, über die Bedeutung in der Gegenübertragung, über deutliche Erinnerungen, über Betroffenheit der Analytikerin. Die Beendigungsphase mit einzubeziehen, hätte die Fragestellung erheblich ausgeweitet und den Rahmen dieser Arbeit gesprengt. So liegt hier ein Versuch vor, in einer relativ kleinen Population qualitativ zu untersuchen, wie das Ende der Behandlung, speziell der allerletzte Kontakt, in 16 Variationen verläuft. Dabei sollte geprüft werden, ob sich gemeinsame Strategien – bei sehr unterschiedlichen Persönlichkeiten mit mehr oder weniger gravierenden Traumata – in der Bewältigung des Endes finden lassen. Dazu erfolgte die Ausweitung des empirischen Materials zusätzlich zu den Abschlussprotokollen auf die Lebensgeschichten der Patienten, vor allem im Hinblick auf ihre Trennungserfahrungen. Schließlich war das Miteinander von Analysand und Analytiker in der Situation des Abschieds von größtem Interesse, stellte sich hier doch der Endpunkt einer langen gemeinsamen Geschichte dar, die in begrenzten Minuten in verdichteter Weise gleichzeitig wiederbelebt und zum Abschluss gebracht werden konnte.

Zusammenfassend lassen sich folgende Schwerpunkte formulieren: Im letzten Kontakt zeigt der Patient seinem Therapeuten, wie er lebensgeschichtlich bedingte Verletzungen durch ungute

Trennungen verarbeitet hat und wieweit er seine Reaktionen darauf modifizieren kann. Entgegen der geschilderten Erlebnisse aus seiner Vorgeschichte, soll es hier ja zu einer Trennung im Guten kommen, zum Abschied von einem Objekt, das den Patienten auf seinem Weg in seine Individuation begleitet und ermutigt hat. In der Gegenübertragung findet sich Betroffenheit darüber, dass die Analytikerin Zeuge dieser schmerzlichen Vorerfahrungen werden musste, aber auch Hoffnung, mit dem Patienten aus seiner Ausweglosigkeit herausgefunden zu haben. Der Trennung voneinander können beide in diesem letzten Kontakt nicht ausweichen. Wie also wird man diese neuerliche Trennung überstehen? Lassen sich ähnliche Verarbeitungsweisen bei unterschiedlichen Patienten finden, haben sich Analytiker und Analysand möglicherweise in ihren Strategien einander angenähert?

Die Art und Weise, wie die einzelnen Patienten ihre analytischen Behandlungen beendeten, zeugt von einer großen Variationsbreite. So wurde in der hier vorliegenden Arbeit versucht, letzte Stunden nach Verlauf und Botschaft zu kategorisieren, mit der Einschränkung, dass es hier zwangsläufig zu Überschneidungen kommen musste. Die Zuordnungen zu Bilanzieren, Mitbringen von Blumen und Geschenken, Mitteilungen auf Umwegen und Vermeiden beziehen sich auf den Schwerpunkt im letzten Kontakt, auf die vorherrschende Herangehensweise der Patienten in der Abschiedsstunde. Dabei zeigte sich, dass klare Grenzen zwischen diesen Kategorien kaum auffindbar sind, beinhalten diese Stunden doch eine Fülle von interaktionellen Sequenzen, die sich kaum auf eine einzige Strategie reduzieren lassen. Dennoch soll gefragt werden, ob es Gemeinsamkeiten der Patienten gibt, die bevorzugt diese oder jene Form des letzten Kontaktes wählten, Gemeinsamkeiten, was die Gestaltung im Hier und Jetzt der letzten Stunde betrifft, Gemeinsamkeiten aber auch in der lebensgeschichtlichen Dimension. Zuletzt interessiert auch die Frage, wieweit diese 16 Patienten in ihrer Begegnung mit der Analytikerin eine Antwort auf grundsätzliche Fragen wie Trennung, Verlust, Abschied, Endgültigkeit gesucht und gefunden haben. Auch hier kann der Blick in die Vorgeschichte Aufschluss über ihre Motive und ihr Bedürfnis nach Wiedergutmachung in einem neuerlichen Abschied geben, wobei es zu den schmerzlichen Erfahrungen auch der Analytikerin gehört, dass es zu neuen Enttäuschungen kam, etwa wenn der Wiederholungszwang den Sieg davontrug. So ist auch von Interesse, warum sich eine solche Entwicklung in einigen wenigen Fällen nicht vermeiden ließ, da doch für die Mehrzahl der untersuchten Patienten das Ende der Behandlung mit überwiegend positiven Rückmeldungen verbunden war. Um mehr Klarheit in die aufgeworfenen Fragen bringen zu können, soll ein weiterer Blick in die Kasuistik erfolgen – mit dem Ziel, die Art der Beendigung mit den lebensgeschichtlichen Hintergründen dieser Patienten zusammenzubinden. Gibt es etwas, was die Patienten, die Bilanz ziehen, eint? Wer entscheidet sich für Blumen und Geschenke zum Abschied? Lassen sich Gemeinsamkeiten finden bei den Patienten, die Umwege gehen müssen? Zeigen sich vergleichbare Erfahrungen bei denen, die den Abschied vermeiden?

Ein weiterer Blick in die Kasuistik

Keiner der Patienten, die Bilanz zogen (Patienten A–D), hat sich direkt zu seiner Befindlichkeit im letzten Kontakt geäußert; auf die Gefühle der Analytikerin gegenüber gab es zwar Hinweise, über deren Hier und Jetzt wurde aber nicht geredet. Offensichtlich hat eine intellektualisierende Abwehr dafür gesorgt, dass kein Schmerz über die Endgültigkeit dieser Trennung zu spüren war, dass der Abschied nicht betrauert werden sollte, man vielmehr auf Hoffnung in die Zukunft setzte. Angesichts der Beziehung zur Mutter wird man davon ausgehen müssen, dass in den dargestellten Fällen jeweils belastende Konstellationen die Bearbeitung der positiven und vor allem auch der negativen Übertragung erschwerten, mit entsprechenden Problemen in der Gegenübertragung. Dass deutlich ausgesprochene Empfindungen in der

Abschiedsstunde nicht sein durften, lässt den Schluss zu, dass es heikel gewesen wäre, damit Abhängigkeit zu thematisieren, die nach allen früheren Erfahrungen ja unbedingt vermieden werden musste.

Herr A hatte als sehr junger Erwachsener sein Heimatland und damit seine Muttersprache zurückgelassen und einen Neuanfang ohne Mutter und Vertraute gewagt, der ihm auch gelungen war. Zum Ende seiner Analyse standen ein weiterer Wechsel in eine andere Stadt und eine Trennung von allen seinen vertrauten Bezügen unmittelbar bevor. Mit einer illusionären Vorstellung von meinem Besuch in seiner neuen Heimat konnte er sich über den Verlust hinweghelfen, den sein Wegzug nun bedeutete. Dabei ist offen geblieben, ob er an den Erfolg dieses verführerischen Angebots glaubte. Heute fühlt sich das so an, dass er unbewusst nicht mit einem solchen Wiedersehen rechnete. Vermutlich wird hier die Ambivalenz in seiner Übertragung deutlich: Hatte er doch seiner Mutter versprechen müssen, sie bald wiederzusehen, als er sich zum ersten Mal wirklich von ihr trennte. Sein Bilanzieren kann daher auch als Befreiungsschlag verstanden werden, mit dem er endgültig seine Mutterfigur hinter sich lassen wollte. Dann durften auch im letzten Kontakt negative Gefühle wie Ärger und Wut auf ein Objekt, das nicht loslassen konnte, auf keinen Fall zum Vorschein kommen. Mit dem Ablauf dieser letzten Stunde gelang es dem Patienten auch, sich davor zu schützen, das Ausmaß seiner Ambivalenz zu fühlen; für mich waren Bedauern über das Ende wie auch Erleichterung sehr wohl spürbar.

Mit einer zuversichtlichen Selbsteinschätzung ließ Frau B ihre Analyse enden, in der Gewissheit, dass alles gut gehen werde ohne Therapie. Wie zum Schluss deutlich wurde, hatte sie die Idealisierung meiner Person nie ganz aufgegeben während der langen Jahre ihrer Behandlung. Die negativen Emotionen machte sie in einer Nebenübertragung weitgehend an ihren Geschwistern fest. Dass sie auf eine positive Entwicklung zurückschauen konnte, wurde auch von mir begrüßt; nur blieb ein Rest von Unbehagen im letzten Kontakt, weil der Patientin offensichtlich keine auch noch so leisen kritischen Töne von ihrem Über-Ich erlaubt waren. Sie hatte aus dem Gefühl der Bedeutungslosigkeit herausgefunden und fürchtete möglicherweise, dieses noch neue Gefühl zu gefährden, wenn sie zu sehr von ihrer früheren Linie abwich: Früher war sie ihrer Mutter fast ausnahmslos defensiv begegnet, damit es in der Familie nicht zu Verstimmungen kam. Ihre durchweg positive Bilanz ihrer Zeit mit mir hatte in der letzten Stunde fast etwas von einer Beschwörung, mit der sie mögliche negative Einflüsse von sich fernzuhalten suchte. Die positiven Übertragungsaspekte erlebte ich zuweilen wie eine Sicherung durch die Patientin, dass die Analyse so lange weitergehen sollte, bis sie sich daraus würde lösen können. So lässt sich verstehen, dass in der Gegenübertragung häufiger der Eindruck entstand, mit dieser Patientin an der Oberfläche zu bleiben. Vom Einstieg in die Tiefe, der ja manchmal gelang, wäre sie vermutlich in bestimmten Situationen überfordert gewesen. Im Vergleich zu Herrn A war bei dieser Patientin die Bilanz noch viel undurchdringlicher, ein Schutzwall gegen jegliche Zweifel.

Was Herrn C mit den beiden oben beschriebenen Patienten verbindet, ist sein Bemühen, Gefühle im letzten Kontakt zu vermeiden, also seinen Schmerz und seine Trauer über die Endgültigkeit des Abschieds nicht wahrnehmen zu wollen. Er hat darauf hingewiesen, dass es die anderen sind, seine Freundin, seine Freunde, die bei einer Trennung weinen, nicht er. Er verdeutlichte, dass er sich um Distanz bemühe, wenn Gefühle ins Spiel kämen. Damit zeigte er seine grundsätzliche Haltung emotionalen Herausforderungen gegenüber: Seine Lösung besteht in rationalen Erwägungen und Argumenten, mit denen er sich der Wucht der Empfindungen entziehen möchte. Angesichts der Erfahrungen, die er im Schutz der Analyse machen konnte, ist seine Zurückhaltung in emotional berührenden Situationen verständlich: Stellte er sich doch seiner Vergangenheit und suchte eine Antwort auf die schwierigste Frage seines Lebens, die Frage, warum seine Mutter ihn zur Adoption freigegeben hatte. Dass er sie auch kennenlernte, verstehe ich als mutigen Schritt, sich nicht mehr von

Ungewissheiten und verstörenden Fantasien quälen zu lassen. Für das Durcharbeiten dieser Problematik war viel Zeit nötig, die ich ihm in meiner Gegenübertragung einräumen konnte, ohne ungeduldig auf Fortschritte zu warten. In seiner letzten Stunde ließ er mich wissen, dass er einen Weg gefunden hatte, rational mit Erschütterungen umzugehen, um sich zunächst einmal vor Kränkungen jeglicher Art zu schützen. Er kam mit einer Bilanz, wie er als Intellektueller emotionalen Impulsen Einhalt gebietet. Seine rationalisierende Abwehr half ihm dabei, unerwünschte Bedürfnisse damit zu bewältigen, dass er über das Denken ihrer habhaft wurde – soweit das ging. Der Zeitpunkt des Endes war in meinem Erleben gut gewählt, waren Bedauern und Zuversicht anlässlich des Abschieds in günstiger Ausgewogenheit vorhanden.

Auch bei Frau D findet sich in der letzten Stunde ein deutliches Bemühen, Gefühle über das Analyseende nicht zuzulassen. Dass alles so wunderbar gewesen sein sollte, dass sie ihre Erfahrungen mit mir so positiv sah, entspricht sicher einem Teil ihres Erlebens in ihrer Behandlung. Die andere Seite der Medaille, negative Gefühle wie Ärger, Enttäuschung und Wut, in der Gegenübertragung als lähmende Müdigkeitsreaktion wahrgenommen, durfte offensichtlich kein Thema werden, hätte sie doch Raum für Zweifel und auch Ängste eröffnet. So schützte sich die Patientin vor einer deutlicheren Ambivalenz in ihrer Beziehung zu mir, was angesichts der Erfahrungen mit ihrer suizidalen Mutter für sie ein Weg aus dem Dilemma gewesen sein dürfte, die Mutter schonen zu müssen, aber anders zu fühlen. In der Gegenübertragung war die Verführung groß, eine wunderbare Analyse erfolgreich abschließen zu können, mit einer absolut zufriedenen Patientin. Da sie aber ihre Empfindungen beim Abschied in keiner Weise thematisierte, ja von mir wissen wollte, ob ich sie vermissen würde, konnte diese Idealisierung nicht lange aufrechterhalten werden. Heute sehe ich das so, dass sie ihre Bilanz so absolut positiv gestalten musste, damit ihre Katastrophenfantasien sie nicht einholten. Dafür spricht auch meine Erleichterung in meiner Gegenübertragung, dass weder sie noch ich in dieser Analyse zu Schaden gekommen waren, dass wir beide uns dem Bösen gestellt hatten und sich gezeigt hatte, dass die Verbrechen nur in der Fantasie existierten.

Deutlicher noch als die oben beschriebene Gruppe derer, die Bilanz zogen, zeigten die Patienten mit Blumen und Geschenken (Patienten E–H), dass die letzte Stunde möglichst harmonisch verlaufen sollte. Diese allerletzten Kontakte unterschieden sich von allen vorangegangenen Stunden dahingehend, dass ich mich, durch Blumen und Geschenke dankbar gestimmt, einem für die Behandlung dankbaren Patienten gegenüber sah – eine Konstellation, die den Verlauf der Stunde nachhaltig beeinflusste. Dankbarkeit bringt es mit sich, dass Kritik und Konfrontation nachlassen; zur Bearbeitung von Konflikten blieb mir nicht genügend Raum, während beim Analysanden das Bemühen vorherrschte, negative Affekte zu ignorieren. Unausgesprochen lag in der Luft, dass man sich unbedingt im Guten trennen sollte – nach allem, was den Patienten in ihrem Leben bisher widerfahren war.

So war bei Frau E deutlich geworden, dass es ihr schon früh an einer vertrauensvollen Beziehung zur Mutter und zur haltenden Umgebung mangelte. Ihre Verlusterfahrungen hatten zu großer Vorsicht in mitmenschlichen Kontakten geführt. Im Verlauf der Behandlung hatte sich zu der Frage der negativen Übertragung gezeigt, dass bereits eine leise Kritik an mir größte Ängste hervorrief. Sobald ich auch nur in die Nähe der frühen Objekte kam, schien die Angst vor einem Wiedererleben der Einsamkeitsgefühle mit Vernichtungsängsten überwältigend zu werden. Die Angst vor dem Alleinsein fand sich auch bei Frau F, die ihre Gefühle der Ausweglosigkeit im Laufe der Behandlung zugunsten einer zuversichtlicheren Haltung aufgab. Auch bei ihr entstand der Eindruck, dass sie mit einem Geschenk Zweifel und Ambivalenzen zum Verstummen brachte. Bei Herrn G wiederum hatte sich gezeigt, dass er sich angesichts seiner eigenen Trennung von Frau und Kind seinen Gefühlen über den jahrelangen Streit seiner Eltern stellen und sie durcharbeiten konnte. Dabei erlebte er in großer Deutlichkeit, wie vernachlässigt er sich gefühlt hatte und wie einsam seine Kindheit und Jugend verlaufen waren. Er signalisierte in der letzten Stunde, dass er noch nicht alles »ausgepackt« hatte, was er von früher mit sich trug. Vermutlich hatten seine negativen Gefühle ihn sehr geängstigt, sodass auch bei ihm ein Bemühen zu finden war, im letzten Kontakt nur positive Inhalte zuzulassen. In meiner Gegenübertragung fiel mir der Abschied bei diesen Patienten dann besonders schwer, wenn spürbar wurde, dass sich so viel Einsamkeit nicht gänzlich verbergen lässt.

Schließlich fand sich in Frau H das Schicksal eines Ersatzkindes nach dem frühem Tod einer Schwester, das sich für das Leben der Mutter verantwortlich fühlte. Auch im Vater hatte dieser Patientin kein zuverlässig haltendes Objekt zur Verfügung gestanden, sodass sie sich früh verlassen und auf sich gestellt fühlte. Es dauerte sehr lange, bis sie die Sicherheit gewonnen hatte, bei mir mit ihren Sorgen und Nöten gut aufgehoben zu sein. Im Verlauf der Analyse hatte sie gefürchtet, ich könne verzweifelt sein und mir etwas antun, wenn sie ihre Analyse beende und mich alleinlasse. Entsprechend war es für sie wichtig, den Zeitpunkt des Endes ganz unabhängig zu bestimmen; nicht ich würde sie verlassen, sondern sie konnte entscheiden, wann sie eigene Wege gehen konnte. Der Abschied zwischen uns fühlte sich dann eher etwas kühl an, Trauer oder Schmerz sollten kein Thema werden.

Alle hier beschriebenen Vorerfahrungen lassen verstehen, warum der Abschied aus der Analyse ohne Störungen verlaufen sollte. Das tief ängstigende Alleinsein dieser Patienten bereits in der frühen Kindheit, das sie so nicht wieder erleben wollten, führte bei diesem neuerlichen Abschied zu Maßnahmen, die das neue Objekt erhalten und negative Aspekte möglichst begrenzen sollten. Im letzten Kontakt erlebte ich mein Bedauern, diese Arbeit zu beenden, aber auch die Gewissheit, dass die in der Analyse gemachten neuen Erfahrungen einen bleibenden Einfluss auf die innere Welt dieser Patienten haben würden. Die Briefe und Karten nach Therapieende, zum Beispiel von Frau H noch sieben Jahre an mich adressiert, verweisen darauf, wie lange innerseelische Prozesse dauern können, bis ein gutes Objekt endgültig etabliert ist.

Ein Blumenarrangement hat auch bei Frau I eine Rolle gespielt, aber in einer andern Art und Weise als soeben beschrieben: Ohne das beabsichtigt zu haben, ließ sie mich zum Abschied wissen, dass sie sich von mir ein anderes Verhalten gewünscht hätte, sie bediente sich der Blumen, um ihr Missfallen mitzuteilen. Daraus wurde dann eine dramatische Szene, in deren Verlauf sie mit einem Traumbericht und Tränen ihre Befindlichkeit zum Ausdruck brachte und ihre Botschaften zurücknehmen wollte. Dass sie mit ihrer Aktion den bisherigen Rahmen zu sprengen versuchte – wie sich auch in ihrem Traum zeigte –, konnte sie zunächst nicht akzeptieren, sie verkürzte die letzte Stunde und vermittelte mir damit ihre Betroffenheit durch die Kränkung, die sie durch diese Deutung erlitten hatte. Statt mit mir spätestens in der Phase der Beendigung über das zu sprechen, was sie bei mir vermisst hatte, agierte sie ihr Gefühl und schien gleichzeitig erschrocken darüber, dass sie sich so mitteilte. Sie hatte durch diese Sequenz verstanden, dass das symbiotische Miteinander, nach dem sie sich so gesehnt hatte, auch mit mir dauerhaft nicht möglich war. Heute denke ich, dass ihre Trennungsängste so groß waren, dass nur dieser Weg über die unbewusste Inszenierung für sie gangbar war. Angesichts der Trennungen, die sie bereits schmerzlich erlebt hatte, war das ihre Möglichkeit, sich vor Abhängigkeit und Hilflosigkeit zu schützen. Dass sie damit in mir auch Schuldgefühle hinterließ, nicht gut genug gearbeitet zu haben, hatte sie bewusst sicherlich nicht intendiert.

Die anderen Patienten (J–L) in dieser Gruppe äußerten sich ebenfalls auf Umwegen zum Ende ihrer Behandlung. Sie kamen in die letzte Stunde mit aufflackernden psychosomatischen Symptomen beziehungsweise einer Verletzung am Auge, sodass dem Abschied selbst weniger Aufmerksamkeit zu Teil werden konnte. Während Herr J seine analytischen Erfahrungen und Fortschritte damit entwertete, dass er sich als auf der Couch austauschbar beschrieb, schien Frau K so mit ihrem Unfall und dessen Folgen für ihr Auge beschäftigt, dass ihre Gefühle über das Ende der Analyse eher nebensächlich wurden. Patientin L schließlich sträubte sich dagegen, ihre Befindlichkeit im letzten Kontakt zum Thema zu machen. Stattdessen wollte sie nichts von ihrer positiven Entwicklung hören, das Sprechen mit mir fiel ihr wegen eines Infektes der Stimmbänder schwer, und sie signalisierte, nicht richtig sehen zu können. In meinem Verständnis waren alle diese Verhaltensweisen Versuche, die Situation des endgültigen Endes zu überspielen, die Auseinandersetzung zu verhindern – aus Angst davor, dass sich diese Empfindungen als zu schmerzlich erweisen könnten. Das Umgehen der allzu bedrohlichen Trennungserfahrungen wurde von den Analysanden in verschiedenen Szenen umgesetzt, in denen auf Umwegen deutlich wurde, was sie wirklich bewegte. So hatte Herr J vom Tod in der Karibik gesprochen und von Fantasien, sein Vater könne sterben – endgültige Trennungen, wie sie im Hier und Jetzt des letzten Kontaktes kein Thema werden sollten. Der Abschied von mir stand ja unmittelbar bevor, sodass hier vermutlich auch Aspekte einer väterlichen Übertragung deutlich wurden. Den Unfall von Frau K könnte man auch als Versuch ansehen, die anstehenden Veränderungen und damit das Ende der Behandlung rückgängig zu machen; und bei Frau L zeigte sich im Traum, den sie mitbrachte, dass sie durchaus Hilfe annehmen konnte. Mit diesen Botschaften retteten meine Patienten sich vor der direkten Konfrontation mit Trennungsängsten, unterstützt durch unbewusst inszenierte Abwehrstrategien. In all diesen Szenen fühlte ich mich in meinen Interventionsmöglichkeiten nicht frei, vielmehr durch die aktuellen Zuspitzungen im Befinden der Patienten zur Zurückhaltung motiviert.

Schließlich fand sich bei der Gruppe der Patienten M–P eine Haltung, die im Vermeiden des Abschieds bestand, ohne dass sie über ihre Motive hätten sprechen können. So blieben nur Hypothesen zu den Hintergründen, warum sie sich dem Schluss nicht stellen konnten. Am deutlichsten wurde das Umgehen des Abschieds bei Herrn N, der mehrmals in seiner Therapie nach einem Ende neu anfing, bis er sich in einem letzten Kontakt zusichern ließ, bei Bedarf weiterhin kommen zu können. Eine klare Trennung hätte ihn zu sehr geängstigt, und mit diesem Schritt vermied er die Erkenntnis, dass Beendigungen unausweichlich sind. Ihm ein Zurückkommen nicht zuzugestehen, hätte im Erleben der Analytikerin dazu führen können, dass sein mühsam aufgebautes Vertrauen Schaden genommen hätte. Anders als die anderen »Vermeider« hatte er sich nicht aus der Analyse gestohlen, sondern sich sehr bemüht, seinen Weg aus seinen Nöten zu finden. Er stellte sich, blieb aber letztlich angewiesen auf die Analytikerin als neues Objekt, fürchtete vermutlich, es ohne realen Kontakt wieder zu verlieren. Offensichtlich konnte er mit diesem Kompromiss gut leben, die Internalisierung dieser langjährigen Beziehungserfahrung scheint letztendlich zu einer Stabilisierung geführt zu haben.

Während Frau M in einer neuen Beziehung die Zuwendung suchte, die sie seit ihrer Kindheit vermisst hatte, zeigte sie mir mit ihrem Abbruch, dass auch ich ihre Sehnsüchte nicht stillen konnte. Statt durchzuarbeiten, warum sie nie mehr allein sein wollte, entzog sie sich der Bearbeitung ihrer Ängste und gab sich der Illusion hin, es gebe eine Lösung außerhalb ihrer eigenen Person.

In ähnlicher Weise versuchte Frau O, sich die Zuwendung ihrer engsten Bezugspersonen durch finanzielle Unterstützung zu sichern, eine Unterstützung, die sie dadurch möglich machte, dass sie die Gelder für die Therapie für diese Personen verwendete. Damit riskierte sie das vorzeitige Ende ihrer Behandlung, provozierte mich aber auch zum Einschreiten. Zwei weitere Annäherungsversuche führten schließlich in den Abbruch, mit dem sie mir ihre Hoffnungslosigkeit mitteilte. Zwar hatte sie neue Objekterfahrungen mit mir machen können, ihre Wünsche nach bedingungsloser Akzeptanz hatten sich aber nicht erfüllen lassen. Ihren Verschmelzungsfantasien stand eine äußere Realität gegenüber, durch die sie einsehen musste, dass sie und ich getrennte Individuen waren – eine Erkenntnis, die sie offensichtlich nicht vertiefen wollte oder konnte. So vermied sie die Ängste, die im

Hinblick auf den Abschied aktualisiert worden wären, entzog sich der Auseinandersetzung und ließ Gefühle des Scheiterns auch in mir zurück. Auch Frau P ließ keine letzte Stunde für ein Ende ihrer Behandlung zu, auch sie hatte viele Wünsche an mich, die ihr nicht erfüllt werden konnten. Ihr Umgang mit Urlauben meinerseits hatte zu Absagen wegen Krankheit geführt, was ich heute als Hinweis auf ihr Bedürfnis nach Umsorgtwerden verstehe. Ihre Ängste vor Abhängigkeit überwogen dann wohl ihre Sehnsucht nach einer positiven neuen Erfahrung, die sie in den ersten Jahren ihrer Therapie bei mir durchaus hatte machen können. So trennte sie sich vorzeitig, mit beginnender negativer Übertragung zunehmend unwillig, sich den Themen ihrer Vergangenheit zu stellen. Auch ich konnte keine ideale Mutter für sie sein, auch ich schien andere Personen vor der Weiterarbeit mit ihr vorzuziehen – das mochte sie nicht dulden. Hatte die Mutter doch den Bruder von jeher bevorzugt, sodass sie sich immer zu kurz gekommen fühlte. So blieb nur der Rückzug, mit dem sie sich vor weiteren schmerzlichen Einsichten schützen wollte. Einfach wegzubleiben schien nicht so schmerzhaft zu sein wie das Erleben eines regelrechten Abschieds. Gefühle der Enttäuschung beherrschten zum Schluss Übertragung und Gegenübertragung gleichermaßen.

Die Angst vor dem Verlassensein

In den beschriebenen vier Gruppen lassen sich schwerpunktmäßig Strategien erkennen, wie der Umgang mit einer neuerlichen Trennung von den Patienten bewältigt wird: Findet sich in Gruppe A–D bei kühler Bilanz, Vernunft und Rationalität vor allem eine Zukunftsorientierung, die jeglicher Sentimentalität fern ist, so sehen diese Patienten zwar die Endgültigkeit des therapeutischen Abschieds, tun aber sehr viel dafür, diese nicht zu thematisieren. Versuche, doch noch eine Verlängerung des Kontaktes zu ermöglichen, müssen ja scheitern, dennoch will man sich mit dem Ende nicht abfinden. Die Vergangenheit soll vergangen sein, am liebsten hat man nichts mehr damit zu tun, ein Abschluss dieser Rückschau ist mit dem Ende der Analyse erwünscht. Übertragungs- und Gegenübertragungsprozesse sollen beim Abschied keine Rolle mehr spielen.

Durch Blumen und Geschenke, von der Gruppe E–H im letzten Kontakt mitgebracht, ist der bisherige Rahmen gesprengt: Konventionen ziehen ein, Alltagsatmosphäre breitet sich aus, im Hinblick auf das Ende verständlich: Es wird keine Sitzungen mehr geben, was man mir übel nehmen könnte – so möchte man negative Gefühle ausschließen und bringt Versöhnliches mit. Damit kommt auch die Hoffnung zum Ausdruck, kritische Kommentare zu minimieren oder gänzlich zu verhindern. Dass ich mich dieser Szene nicht vollständig entziehen konnte, also auch im Sinne einer projektiven Identifizierung auf die Patienten reagierte, machte ein unabhängiges Handeln im letzten Kontakt nicht einfacher. Über den Abschied ist bei beiden Beteiligten Bedauern spürbar, gleichzeitig besteht bewusst ein Konsens, dass eine Trennung nun nicht aufgeschoben werden kann.

Die Patienten in Gruppe I–L bringen ihre Probleme mit der Trennung auf Umwegen zum Ausdruck: mit Inszenierungen unbewusster Anliegen, mit psychosomatischen Symptomen, wie sie schon früher in der jeweiligen Lebensgeschichte aufgetreten waren. In diesen Behandlungen hat es viel Unausgesprochenes gegeben: Der kritische Blick auf mich lässt sich von Frau I erst zum Abschied in Worte fassen, bis zuletzt sind ihr die Trennungsängste nicht zugänglich, die durch das Ende der Behandlung aktualisiert worden sind. Auch bei den anderen Patienten dieser Gruppe finden sich verschlüsselte Botschaften: So ist die Symbolik der betroffenen Organe beeindruckend, seien es Herzrhythmusstörungen bei Herrn J, seien es die Beeinträchtigungen des Auges bei Frau K und Frau L, bei der zudem Sprechen und Hören in Mitleidenschaft gezogen waren. Das Herz als Sitz der Gefühle, die Sinnesorgane als Tor zur Welt – bei dieser Organwahl sind bewusste psychische Empfindungen nicht präsent. In allen drei Fällen leiden die Patienten an körperlichen Beschwerden, mit der unbewussten Botschaft, das Ende der Behandlung, also die Trennung, doch noch verhindern zu wollen. Auch hier findet sich demnach eine Weigerung, seelische Schmerzen zu empfinden; was seelisch weh tun könnte, äußert sich dann in körperlichen Missempfindungen und wird damit aus dem bewussten Erleben herausgehalten. In der Gegenübertragung werde ich von Schuldgefühlen und Zweifeln bewegt, ob meine Arbeit gut genug war, ob die Regression in somatische Bereiche nicht vielleicht zu verhindern gewesen wäre.

Das Vermeiden eines festgelegten Abschiedstermins ist für die Gruppe M–P charakteristisch. Wenn das Ende gar nicht ertragen werden kann, entzieht man sich ihm völlig oder aber erprobt es in Etappen: Das Ausschleichen über Jahre bedeutet zwar eine Verschleierung des Abschieds, lässt sich aber als gangbarer Weg verstehen, das Verlassenwerden und das Verlassen zu dosieren und schließlich zu akzeptieren. Die vorzeitige Beendigung dagegen, ohne letzten Kontakt oder Thematisieren der Trennungsthematik, weist auf den Selbstschutz dieser Patienten hin, die möglicherweise einer Retraumatisierung zuvorkommen möchten. Vermutlich war das Durcharbeiten hier noch nicht so weit fortgeschritten, dass traumatische Trennungserfahrungen schon weitgehend hätten integriert werden können. Diese Sicht auf »Abbrecher« könnte dazu beitragen, schon früh in einer Behandlung vermehrt auf Hinweise zu achten, mit denen Patienten ihre Not signalisieren. Als Analytikerin frage ich mich in solchen Verläufen, ob ich zu viel übersehen und zu wenig verstanden habe, was diese Patienten letztlich in ihrer Therapie gesucht haben.

Lassen sich diese Erfahrungen in wenigen Sätzen beschreiben, finden sich folgende Gemeinsamkeiten bei den Patienten: Am meisten fürchten sie, verlassen zu werden und sich nach der letzten Stunde hilflos und ungeschützt zu fühlen. Ihre größte Angst kommt wohl in der Vorstellung zum Ausdruck, von nun an alle Probleme ihres Lebens mutterseelenallein lösen zu müssen. In all ihren Strategien versuchen sie, den Trennungsschmerz zu vermeiden, die Endgültigkeit des letzten Kontaktes zu umgehen. Abhängigkeit von der Analytikerin soll kein Thema werden, wenn es um das Ende der Analyse geht, das Auftauchen negativer Gefühle nicht zur Sprache kommen. So nimmt die Abwehr unterschiedliche Formen an, letztendlich aber immer mit dem Ziel, Trauer und Schmerz weitgehend zu begrenzen. In der Gegenübertragung entsteht ein Gefühl für die Nöte der Patienten, die sich offensichtlich mit ihren unterschiedlichen Herangehensweisen in ihrer Verletzlichkeit zu schützen suchen, aber auch für die Grenzen, die sich in dem Bemühen um ein konstruktives Verständnis und einen förderlichen Umgang im letzten Kontakt herausstellen.

Ausblick

Die geschilderten Abschiede fanden alle im Rahmen langjähriger analytischer Behandlungen statt, sodass die hier dargestellten Überlegungen zunächst nur für diese Therapieform gelten. Das Ende der langjährigen Beziehung zwischen Analysand und Analytiker verweist auf die individuellen Strategien der beiden Beteiligten, Trennungen zu bewältigen und sich mit den dabei entstehenden Gefühlen auseinanderzusetzen. Dabei hat sich gezeigt, wie schwierig es im letzten Kontakt ist, diesen Gefühlen Raum zu geben.

Wenn weniger Zeit zur Verfügung steht, wenn die therapeutischen Sitzungen nur in größeren Abständen stattfinden können, wie das in vielen Psychotherapien der Fall ist, muss die Beendigung ebenso geleistet und der Abschied gemeistert werden. Auch in diesen Situationen werden im letzten Kontakt Fragen der Trennungserfahrungen mitschwingen und die Protagonisten mit ihren Möglichkeiten konfrontiert sein, wie sie damit konstruktiv umgehen können.

Welche Rolle die verfügbare Zeit spielt

So stellt sich zum Schluss die Frage, wie es mit den letzten Kontakten in Kurzzeittherapien und tiefenpsychologisch fundierten Psychotherapien aussieht. Diese aus der Psychoanalyse entwickelten Therapieformen lassen sich dadurch charakterisieren, dass Therapeut und Patient sich zu ihren Sitzungen einmal wöchentlich und über einen begrenzten Zeitraum sehen. Im Fall der Kurzzeittherapie zum Beispiel steht etwa ein halbes Jahr (inzwischen zweimal zwölf Sitzungen) zur Verfügung, die tiefenpsychologische Behandlung ist auf einen Zeitraum von etwas mehr als einem Jahr begrenzt (bis zu 60 Sitzungen), in besonderen Fällen auf gut zwei Jahre (maximal 100 Sitzungen). Wie hier schon deutlich wird, ist die Begrenzung dieser Stunden und damit der verfügbaren Zeit sehr viel präsenter als in den psychoanalytischen Behandlungen, die häufigere und langfristigere Kontakte beinhalten. Das Ende dieser vorgegebenen Zeit scheint für die beiden Beteiligten der kürzeren Therapieformen absehbarer und greifbarer. Der letzte Kontakt findet damit regelmäßig nach 24 beziehungsweise 60 Stunden statt und beendet eine sehr viel kürzere und weniger dichte Zeit der Gemeinsamkeit des Therapeuten mit seinem Patienten. Die für die Therapie bereitgestellte Zeit spielt eine große Rolle in der Entwicklung des Therapieverlaufs: Die zeitliche Begrenzung der Kurzzeit- und tiefenpsychologisch fundierten Psychotherapie führt sowohl beim Patienten wie auch beim Therapeuten dazu, einschätzen zu können, wie lange man miteinander arbeiten wird. In den psychoanalytischen Behandlungen mit höherer Frequenz, die sich meist über mehrere Jahre erstrecken, ist dagegen viel unbestimmter, wann das Ende der Therapie sein wird. Zwar wird immer wieder darauf hingewiesen, dieses Ende früh mitzudenken, wann und wie aber die Schlussphase wirklich eingeleitet wird, hängt sehr stark vom Verlauf ab, also von der Übertragungs-Gegenübertragungs-Entwicklung, den Widerständen und den Fortschritten im Durcharbeiten, um nur einige Faktoren zu nennen. Auch für psychoanalytische Behandlungen ist eine Stundenzahl vorgegeben (im ersten Schritt bis zu 160, maximal 300), meist ist aber mehr Zeit erforderlich, über die Analytiker und Analysand zu Beginn verhandeln. Das Open End einer psychoanalytischen Behandlung macht dann eine finanzielle Selbstbeteiligung erforderlich, sodass das Ende nicht unbedingt an eine Stundenzahl geknüpft ist, sondern an die Entwicklung im psychoanalytischen Prozess. Die finanziellen Möglichkeiten des Analysanden müssen hier auch erwähnt werden, da sie für die verfügbare Zeit wichtig sind und frühzeitig in die Therapieplanung einbezogen werden sollten.

Schon bei der Wahl der Therapieform, so lässt sich schlussfolgern, spielen Zeit und Nähe zum Therapeuten für den Patienten eine entscheidende Rolle: Wenn der Zeitraum der Zusammentreffen überschaubar ist, kann der Patient die Fantasie haben, nur geringe Abhängigkeit zu entwickeln und die Trennung vom Therapeuten ohne Probleme zu meistern. Der Patient, der sich für eine kürzere Therapie entscheidet, hätte (vorwiegend) unbewusst einen Weg gewählt, der seine Abhängigkeits- und Trennungsproblematik erträglicher macht. Im Hinblick auf diese Themen wäre die Kurzzeittherapie dann eine Art Schnupperkurs, der Versuch einer Annäherung an die Ängste, die mit dem Einlassen auf ein Kontaktangebot verbunden sind. Die Wahl der tiefenpsychologischen Variante kann im Vergleich zur Kurzzeittherapie als ausgedehnter und deutlicher motiviert verstanden werden, sich in vorsichtiger Dosierung an die Beziehungsaufnahme heranzuwagen. In beiden Therapieformen ließe sich das Bedürfnis nach einer besseren Beziehung als in den bisher gemachten Erfahrungen vermuten, das mit abgewehrter Sehnsucht nach intensiver Bindung beziehungsweise mit einem vorsichtigen Erkunden der verfügbaren Möglichkeiten einhergeht. Diese Erklärungen sind dem Bewusstsein des Patienten sicher sehr fern, dürften aber in der Handhabung von Beziehungsaufnahme und Abschied eine wichtige Rolle spielen.

Darüber hinaus sind das Anliegen des Patienten für die Wahl der Therapieform wichtig, seine Motivation zur Veränderung und seine Bereitschaft, trotz seines Misstrauens beziehungsweise seiner Vorbehalte dem Therapeuten gegenüber das therapeutische Angebot anzunehmen. Meist ist das Ersuchen des Patienten, der nicht viel Zeit für seine Therapie aufbringen mag, neben äußeren Gründen die Bewältigung einer Krise oder die Befreiung von Beschwerden. Wie viel Raum er diesen Problemen gibt, handelt er zu Beginn der Therapie aus, wobei er nur das Allernötigste (Kurzform) oder aber eine langsame Annäherung (tiefenpsychologisch orientiert) zulassen kann. Schließlich ist er trotz aller Bedenken dem therapeutischen Angebot gefolgt und hat seine Ängste, die sicher auch mit der Person des Therapeuten verbunden waren, zurückgestellt zugunsten eines begrenzten Wagnisses. Er hat aber Vorsicht walten lassen, indem die zeitliche Begrenzung, die er wählte, vermutlich auch als Schutz gegen Abhängigkeit fungieren sollte. Aus seiner Sicht müsste die unvermeidliche Trennung des Patienten von seinem Therapeuten am Ende nicht zu einer Erschütterung führen, die er sich in der Lebensphase, die ihn in die Therapie führte, offensichtlich nicht zumuten kann. Wie sich aber immer wieder zeigt, werden aus Kurzzeittherapien weiterführende Behandlungen, auch lange psychoanalytische Prozesse, wohl weil sich durch die neuen Beziehungserfahrungen viele Ängste reduzieren können.

In der Regel findet sich in den kürzeren Therapieformen beim Therapeuten eine Behandlungstechnik, die als stützend, zunächst wenig aufdeckend, klarifizierend und interpretierend beschrieben werden kann, ohne dass Übertragungsdeutungen eine größere Rolle spielen. Es wird fokal gearbeitet, mit einem präsenten Therapeuten, der selten Deutungen gibt und mit den Konflikten seines Patienten mehr auf der bewussten Ebene bleibt, durchaus aber unbewusste Regungen einbezieht. Die Bearbeitung von früheren Trennungserfahrungen verweist dabei auf die Möglichkeiten, wie der Patient zu einem besseren Abschied finden kann. Zudem lassen sich im Hervorheben biografischer Schwerpunkte Zusammenhänge klären und Rekonstruktionen erarbeiten. Bei traumatischen Erfahrungen des Patienten wird der Therapeut zunächst eine stabilisierende Haltung einnehmen. In diesem Rahmen, in dem die Patient-Therapeut-Beziehung sich entwickelt und ausbildet, findet dann die letzte Stunde statt, der Abschied der beiden Beteiligten.

Welche Strategien diese Patienten entwickeln, wenn ihre Psychotherapien ihren Abschluss finden, könnte Gegenstand einer weiteren Untersuchung sein. Dann ließe sich klären, ob sie sich ebenso darum bemühen, Trauer, Schmerz und negative Gefühle zu vermeiden, zu ignorieren oder gar zu verleugnen und zu verdrängen, wie sich das bei den psychoanalytisch behandelten Protagonisten in der vorliegenden Arbeit gezeigt hat. Als Basis für diese Erkenntnisse wäre eine Vielfalt kasuistischer Darstellungen wünschenswert, um empirische Belege dafür zu haben, wie sich der letzte Kontakt in diesen Therapieformen gestaltet. Die vorliegenden Ergebnisse legen nahe, darüber nachzudenken, wo es Unterschiede geben und wo sich eine ähnliche Dynamik entwickeln könnte.

Zum letzten Kontakt in Kurzzeit- und tiefenpsychologisch fundierten Psychotherapien

Im Folgenden soll zusammengetragen werden, was sich über die letzte Stunde nach kürzeren Psychotherapien sagen lässt. Dabei interessiert vor allem, wie die beiden Beteiligten ihren Umgang mit den dabei entstehenden vielfältigen Gefühlen gestalten können. Die oben beschriebenen variationsreichen Strategien zur Bewältigung des Therapieendes, wie sie sich in psychoanalytischen Behandlungen entwickelt haben, sollen dabei herangezogen werden, um die Formen des Abschieds in den unterschiedlichen Psychotherapieformen einem Vergleich zu unterziehen.

Zunächst kann davon ausgegangen werden, dass in der Kurzzeittherapie wenig Spielraum bezüglich des Therapieendes gegeben ist, der letzte Kontakt bereits relativ früh und kaum veränderbar feststeht. Das könnte für den Patienten und seinen Therapeuten bedeuten, dass beide diese Regelung hinnehmen und ihre letzte Stunde als wenig einschneidend erleben. Es ist allerdings fraglich, wieweit der Patient seine Abhängigkeitsbedürfnisse und Trennungsängste am Therapieende bewusst erleben kann, wieweit nicht die Arbeit an den Konflikten und Problemen, die ihn in die Therapie führten, eine solche Aufarbeitung erschwerten. Der Therapeut seinerseits ist vermutlich so sehr mit den anstehenden realen Schwierigkeiten seines Patienten beschäftigt und darum bemüht, gemeinsam mit ihm mehr zu verstehen, dass auch das Ende der Therapie eher im Lichte möglicher Lösungen für den Patienten als der Beschäftigung dabei entstehender Gefühle erlebt werden wird. So ist zu erwarten, dass beide sich leichter trennen können als Patient-Therapeut-Paare nach langen Jahren gemeinsamer Arbeit. Eine intensive Bindung zu entwickeln, war – so kann man vermuten – unter den gegebenen Umständen kaum möglich, sodass auch Trauer und schmerzliche Gefühle anlässlich des Abschieds keine größere Rolle spielen dürften.

In der tiefenpsychologischen Behandlung könnte die Anbindung, die sich entwickelt hat – immerhin sieht man sich über ein Jahr regelmäßig – dazu führen, dass man sich schwerer tut mit dem Abschied. Ob aber Szenarien wie bei den psychoanalytisch Behandelten entstehen, also vielfältige Strategien zur Vermeidung unerwünschter Gefühle, ob Ängste relativ bewusstseinsnah zugelassen werden können, das wird von einer Reihe von Prozessvariablen abhängig sein. Dabei ist an die Regressionsneigung des Patienten zu denken, die ja in dieser Therapieform keine Förderung erfährt, an seine Übertragungsbereitschaft und den therapeutischen Umgang damit sowie an das Durcharbeiten der Trennungserfahrungen in seiner Lebensgeschichte. Der größte Unterschied zwischen analytischer und tiefenpsychologisch fundierter Psychotherapie liegt wohl in der Arbeit an und in der Übertragung, die sich in der therapeutischen Beziehung niederschlägt: Diese kann die Erfahrungen mit den primären Objekten des Patienten in neuem Licht erscheinen lassen und durch kontinuierliches Durcharbeiten zu heilsamen Veränderungen führen. Solche Entwicklungen benötigen nach allen Erfahrungen (vgl. Wegner & Henseler, 2013) sehr viel Zeit, die in den kürzeren Behandlungen nicht bereitgestellt werden kann.

Im Hinblick auf die beschriebenen Strategien, mit dem Abschied nach einer langen psychoanalytischen Behandlung umzugehen, lassen sich folgende Überlegungen formulieren: Auch in Psychotherapien von kürzerer Dauer ist das Mitbringen von Blumen und Geschenken in der letzten Stunde sicherlich eine Geste des Patienten, sich dem Therapeuten gegenüber dankbar zu zeigen. Damit akzeptiert er ein Ende, das nach einer überschaubaren Zeit stattfindet und in der Regel nicht weiter hinterfragt wird. Wie weit eine – wie bei langfristigen Behandlungen aufgefundene – Psychodynamik vorliegen kann, negative Gefühle damit zum Schweigen zu bringen, lässt sich angesichts der unterschiedlichen Behandlungstechniken in den Verfahren nur schwer abschätzen. Da die Entwicklung einer ausgeprägten Übertragung in den kürzeren Therapieformen als »nutzlos« bezeichnet wird (Ermann, 2004, S. 307), soll sie vermieden werden und dem Bewusstsein des Patienten eher fern bleiben. Dass es dennoch zu Übertragungsphänomenen kommt, da es sich hier um ein unbewusstes Geschehen handelt, das zunächst nicht einfach gesteuert werden kann, sollte von dem Abschied nehmenden Therapeuten mit bedacht werden. Auch wenn dieser selten Übertragungsdeutungen gibt, auch wenn die Beziehungsprobleme des Patienten unter dem Aspekt der Außenübertragung bearbeitet werden, kann eine kaum bewusste, unaufgelöste, da nicht besprochene Übertragung den Abschied überlagern, sei es im positiven Sinne, sei es mit negativen Gefühlen, sei es mit deutlicher Ambivalenz. So sind Mitbringsel zum Ende der Psychotherapie der besonderen Aufmerksamkeit des Therapeuten zu empfehlen, können sie doch dazu dienen, Trennungsängste zuzudecken und/oder unwillkommene Empfindungen des Patienten gar nicht erst entstehen zu lassen.

Das Bilanzieren in der letzten Stunde kann in kürzeren Psychotherapien so ausfallen, dass der Patient sehr nah an seiner Realität bleibt und den Therapeuten einlädt, mit ihm gemeinsam den Erfolg ihrer Bemühungen zu betrachten und zu evaluieren. Dann ginge es darum, was in der gemeinsamen Zeit erreicht worden ist, wie der Patient, wie der Therapeut das sieht und welche Ziele, definiert oder unausgesprochen, aus der jeweiligen Sicht der beiden noch anstehen. So könnte ein Patient nach der Bewältigung einer Krise dahin gelangen, seine Entwicklung positiv zu sehen, auch wenn deutlich geworden ist, dass noch unbearbeitete Themen zurückbleiben. Wenn der Patient den Therapeuten wegen Beschwerden aufgesucht hatte, die zum Ende der Therapie hin keine Rolle mehr spielten, kann er sich mit dem guten Gefühl verabschieden, dass kein Anlass mehr für eine Fortführung der Therapie gegeben sei. Der Therapeut seinerseits wird den Patienten gehen lassen können, auch wenn möglicherweise das eine oder andere angestrebte Ziel nicht erreicht werden konnte. In der Bilanz im letzten Kontakt wäre dann eine Einstellung vorherrschend, dass der Blick auf den Erfolg gerichtet ist, auf die positiven Veränderungen nach all den Bemühungen und weniger auf eventuelle Mängel, die sich nicht einfach beseitigen ließen. Was die Gefühle des Patienten für seinen Therapeuten betrifft, so sind diese durch die Behandlungstechnik eher nicht gefördert worden und dürften wenig Raum einnehmen, wenn eine Bilanz zum Schluss ansteht. So ist zu erwarten, dass die Therapie enden kann, ohne dass allzu bedrohliche Ängste vor dem Verlassenwerden und dem Alleinsein virulent werden und in Schach gehalten werden müssen.

Schließlich fragt sich noch, ob Patienten nach kürzeren Therapieverläufen auch am Ende zu Umwegen und verschlüsselten Botschaften finden, wie sich das in psychoanalytischen Behandlungen gezeigt hat. Auch hier wird man, wie in den anderen angewandten Strategien, die Regressionsneigung und die Übertragungsbereitschaft des Patienten berücksichtigen müssen, die in den jeweiligen Prozessen für solche Entwicklungen entscheidend sein können. Auch wenn für die kürzeren Therapieformen eine Behandlungstechnik empfohlen wird, mit der Regression und Übertragung keine Förderung finden, kann es in bestimmten Konstellationen dazu kommen, dass Patienten einen Weg wählen, der jenseits ihrer bewussten Intentionen und Empfindungen liegt. Sie gestalten den Schluss ihrer Therapie dann so, dass sie die Trennung von ihrem Therapeuten zwar klaglos hinnehmen, einsichtig, dass das Ende sein muss, in ihren Aktionen aber deutlich machen, dass der letzte Kontakt im Grunde von ihnen nicht gewünscht ist. Dabei ist an Verspätungen zu denken, wenn sie zur letzten Stunde kommen, Fehlleistungen wie Verschlafen oder Vergessen im Hinblick auf diesen Termin sowie Verhinderungen, Erkrankungen oder gar

Unfälle, die ein Verschieben des letzten Kontakts erforderlich machen. Auch wenn hier weniger Zeit für die gemeinsame Arbeit zur Verfügung stand, sind solche Botschaften aus der unbewussten Situation des Patienten denkbar, der das Ende zwar bewusst nicht verändern will, aber eine Art Protest zeigt, seinem Therapeuten mitteilt, dass er auf unbewusster Ebene mit dem Ende hadert. Dass Trennungsängste hier hineinspielen, das gefürchtete Alleinsein zu solchen Aktionen führen kann, dürfte auch für diese Patienten gelten.

Dass der Abschied für Patienten, die sich für eine kürzere Behandlungsdauer entscheiden, problematisch werden kann, sollte ebenfalls bedacht werden. Sie haben vermutlich ihren Weg gefunden, sich durch die begrenzte Zeit und Dichte so viel Autonomie zu bewahren, dass der Verlust des neuen Objekts sie nicht zu sehr tangiert. Vielleicht entsprechen diese Zeitläufte auch ihren bisherigen Erfahrungen, sich nicht zu sehr einzulassen, da ein Ende der therapeutischen Gemeinsamkeit unvermeidlich ist. Zudem kann eine Entscheidung für eine kürzere Psychotherapiedauer auch als Selbstschutz fungieren, wenn Trennungen bisher viel Leid verursacht haben und man eine neuerliche schmerzliche Trennung vermeiden möchte. So fürchtet der Patient möglicherweise den Abschied von seinem Therapeuten, da es dabei zu unerwünschten Gefühlen kommen könnte. Die Frage des Selbstschutzes taucht ja immer da auf, wo ein Patient eine vorzeitige Beendigung seiner Therapie anstrebt. Dieses Verhalten deutet darauf hin, dass ihn eine bedrohliche Überforderung ängstigt, die sich negativ auf die Bewältigung seines Alltags auswirken könnte. Winnicott (1974) hat hier von der Angst vor dem Zusammenbruch gesprochen, die er auf einen lebensgeschichtlich sehr frühen Zusammenbruch zurückführt. Damals habe der Patient diesen (noch) nicht erleben können, sodass er fürchte, in der Behandlung davon überwältigt zu werden. Diese Angst, die sicherlich lange Zeit unbewusst bleibt, wird in allen Therapieformen vorkommen und zu Vermeidungsstrategien führen können. So lassen sich Abbrüche – auch in kürzeren Psychotherapien – dahingehend verstehen, dass das therapeutische Angebot zu so großen (meist unbewussten), ja überwältigenden Ängsten geführt hat, dass es für den Patienten auf keinen Fall zu einer weiteren Anbindung an das neue Objekt kommen darf. In seiner Not nimmt er dann auch einen letzten Kontakt gar nicht wahr, er bleibt seinem Therapeuten fern und zieht sich ohne Abschied zurück.

Zusammenfassung

Das Ende psychoanalytischer Behandlungen, insbesondere der letzte Kontakt, ist in der Fachliteratur bisher wenig untersucht worden. Die äußeren Gründe dafür dürften in der Situation des Praxisalltags liegen, in der kaum Freiräume für die Beschäftigung mit dem Ende zu finden sind. Vor allem aber ist das Thema Abschied inhaltlich schwierig, bringt es doch auch für den Analytiker Erinnerungen und Erfahrungen mit sich, denen man lieber ausweichen würde. Schließlich sind Trennungen oft problematisch und schmerzhaft – zwar unvermeidlich und dem Lebenslauf inhärent, aber sich mit ihnen länger zu beschäftigen, scheint für viele Interessierte vielleicht zu belastend zu sein. So hat man sich dem Anfang zugewandt, dem Zauber des Beginnens, und sieht sich einem vielleicht ängstigenden Ende gegenüber, eher im Schmerz, eher im Bedauern.

Als Einstimmung in diese Thematik dient ein Blick in die Erzählliteratur: Letzte Sätze aus Romanen und Novellen, die von Autorinnen und Autoren ausgewählt worden sind, werden von diesen zitiert und kommentiert. Die im Anschluss daran bei der Analytikerin ausgelösten psychoanalytischen Fantasien führen zur Thematik des letzten Kontakts in der psychoanalytischen Behandlung. Sodann werden die verschiedenen Voraussetzungen dargestellt, die den Zeitpunkt und Verlauf der letzten Stunde mitbestimmen. Dabei lässt sich zwischen äußeren und inneren Bedingungen und unbewussten Motiven unterscheiden. Schließlich folgt die Kasuistik, die Basis für alle weiteren Betrachtungen. Der letzte Kontakt von 16 Patienten wird hier beschrieben, 16 letzte Stunden, in denen psychoanalytische Behandlungen ein Ende finden. Um besser zu verstehen, warum diese Gespräche so verlaufen sind, wird in einer zweiten Kasuistikreihe danach gefragt, welche lebensgeschichtlichen Hintergründe bei den jeweiligen Patienten zu finden sind. Damit kann die Übertragungs-Gegenübertragungs-Entwicklung, die sich auch im letzten Kontakt niederschlägt und verdichtet, auf der Basis dieses erweiterten Wissens herausgearbeitet werden. Schließlich kommt es dann in einer Diskussion der dargestellten analytischen Kontakte zu Betrachtungen und Hypothesen, wie letzte Stunden durch frühe Erfahrungen geprägt sind und wie die analytische Arbeit dazu beiträgt, Trennungen besser zu handhaben. So wird, statt zu Retraumatisierungen zu führen, ein neu erfahrener Abschied in der psychoanalytischen Beziehung die Integration von früheren Trennungserfahrungen ermöglichen.

Bei aller Verschiedenheit der Abwehrformationen hat sich doch ein Thema herauskristallisiert, das für diese Patienten eine entscheidende Rolle spielt: Die Angst, alleingelassen zu werden, mutterseelenallein zurückzubleiben, scheint ein universelles Gefühl zu sein, wenn eine Behandlung endet. Durch die Reaktivierung früherer Erfahrungen kommt es in den Abschiedssituationen zum Aufleben früher, meist existenzieller Ängste, denen sehr unterschiedlich begegnet wird. So sind neue Erfahrungen in der psychoanalytischen Behandlung ein Versprechen, eine Zuversicht, nach dem Abschied gut zurechtzukommen im Alltagsleben. Je besser es gelingt, das neue Objekt verlässlich zur Verfügung zu haben, je mehr die frühen – als destruktiv erlebten – Objekte verblassen, desto mehr Chancen hat der Patient, aus dem letzten Kontakt gestärkt und belastbar herauszukommen. Mit der letzten Stunde ist der Weg dafür gebahnt, wie sich die Angst vor dem Verlassensein zukünftig anfühlen wird

Abschließend kann in einem Ausblick die Frage geklärt werden, wie das Ende von Kurzzeit- und tiefenpsychogisch fundierten Psychotherapien verläuft. Dabei geht es zunächst um die Rolle der verfügbaren Zeit in den verschiedenen Therapieformen; sodann werden die Strategien des Abschieds in den beschriebenen psychoanalytischen Behandlungen mit denen verglichen, die sich nach kürzeren Therapieverläufen und der Anwendung spezifischer Behandlungstechniken erwarten lassen. Zur Klärung der vielen offenen Fragen könnten weitere Untersuchungen mit kasuistischen Beispielen beitragen.

Literatur

Balint, M. (1966 [1949]). Über die Beendigung der Psychoanalyse. In ders., *Urformen der Liebe und die Technik der Psychoanalyse* (S. 272–279). Stuttgart: Klett-Cotta.

Bergmann, M.S. (Hrsg.) (1998). Die Beendigung der Analyse: die Achilles-Ferse der psychoanalytischen Behandlungstechnik. *Zeitschrift für psychoanalytische Theorie und Praxis, 13*(3), 309–322.

Diederichs, P. (Hrsg.) (2006). *Die Beendigung von Psychoanalysen und Psychotherapien. Die Achillesferse der psychoanalytischen Behandlungstechnik?* Gießen: Psychosozial-Verlag.

Ermann, M. (2004). Die tiefenpsychologisch fundierte Methodik in der Praxis. *Forum der Psychoanalyse, 20*, 300–313.

Ferenczi, S. (1928). Das Problem der Beendigung der Analysen. *Internationale Zeitschrift für Psychoanalyse, 14*(1), 1–10.

Frayn, D.H. (1992). Assessment Factors Associated with Premature Psychotherapy Termination. *American Journal of Psychotherapy, 11*, 251–261.

Freud, S. (1895d). *Studien über Hysterie. GW I* (S. 77–312). Frankfurt a.M.: Fischer.

Freud, S. (1914g). Erinnern, Wiederholen und Durcharbeiten. *GW X* (S. 126–136). Frankfurt a.M.: Fischer.

Freud, S. (1937b). Die endliche und die unendliche Analyse. *GW XVI* (S. 57–99). Frankfurt a.M.: Fischer.

Gillman, R.D. (1982). The Termination phase in psychoanalytic practice: A survey of 48 completed cases. *Psychoanalytic Inquiry, 2*, 463–472.

Grenell, G. (2004). Die Endphase der psychoanalytischen Behandlung im Spiegel des Traums. *Psyche – Z Psychoanal, 58*, 1063–1088.

Grimmer, B., Luif, V.& Neukom, M. (2008). »Ich muss jetzt gehen.« Eine Einzelfallstudie zur letzten Sitzung der Analyse der Patientin Amalie. *Psychotherapie und Sozialwissenschaft, 10*(1), 73–109.

Junkers, G. (Hrsg.) (2013). *Die leere Couch*. Gießen: Psychosozial-Verlag.

Kächele, H., Jimenez, J.P. & Thomä, H. (2008). »Ende gut, alles gut?« Gedanken zu Unterbrechung und Beendigung psychoanalytischer Behandlungen. *Psychotherapie und Sozialwissenschaft 10*(1), 7–20.

Kächele, H., Albani, C., Buchheim, A., Grünzig, H.-J., Hölzer, M., Hohage, R., Jimenez, J.P., Leuzinger-Bohleber, M., Mergenthaler, E., Neudert-Dreyer, L., Pokorny, D. & Thomä, H. (2006). Psychoanalytische Einzelfallforschung: Ein deutscher Musterfall Amalie X. *Psyche – Z Psychoanal, 60*, 387–425.

Lipton, S.D. (1961). The Last Hour. *Journal of the American Psychoanalytic Association, 9*, 325–330.

Nacht, S. (1965). Criteria and Technique for the Termination of Analysis. *International Journal Psycho-Analysis, 46*, 107–116.

Novick, J. & Novick, K.K. (2008). *Ein guter Abschied*. Frankfurt a.M.: Brandes & Apsel.

Ogden, T. (2006 [1989]). *Frühe Formen des Erlebens*. Gießen: Psychosozial-Verlag.

Orgel, S. (2000). Letting Go. *Journal of the American Psychoanalytic Association, 48*, 719–738.

Pflichthofer, D. (2017). *Trennungen*. Gießen: Psychosozial-Verlag.

Rehberger, R. (2017). *Verlassenheitspanik und Trennungsangst*. Gießen: Psychosozial-Verlag.

Rieber-Hunscha, I. (2005). *Das Beenden der Psychotherapie. Trennung in der Abschlussphase*. Stuttgart: Schattauer.

Schafer, R. (1999). Wie das Analyseende erlebt wird. Echte und falsche depressive Position. In A.-M. Schlösser & K. Höhfeld (Hrsg.), *Trennungen* (S. 243–258). Gießen: Psychosozial-Verlag.

Schneider, G. (2008). Psychoanalyse und niederfrequente psychoanalytische Psychotherapie. In K.A. Dreyer & M.G. Schmidt (Hrsg.), *Niederfrequente psychoanalytische Psychotherapie* (S. 54–69). Stuttgart: Klett-Cotta.

Süddeutsche Zeitung (2017/2018). Feuilleton Literatur: Und es war alles gut. 299, 30./31. Dezember 2017/1. Januar 2018, 20.

Ticho, E.A. (1971). Probleme des Abschlusses der psychoanalytischen Therapie. *Psyche – Z Psychoanal, 25*, 44–56.

Ticho, E.A. (1972). Termination of psychoanalysis. Treatment goals, life goals. *Psychoanalytic Quarterly, 41*, 315–333.

Viorst, J. (1982). Experiences of loss at the end of analysis: The analyst's response to termination. *Psychoanalytic Inquiry, 2*, 399–418.

Wallerstein, R.S. (1986). *Forty-Two Lives in Treatment*. New York: The Guilford Press.

Wegner, P. & Henseler, H. (2013). *Psychoanalysen, die ihre Zeit brauchen*. Frankfurt a.M.: Brandes & Apsel.

Winnicott, D.W. (1991 [1974]). Die Angst vor dem Zusammenbruch. *Psyche – Z Psychoanal, 45*, 1116–1126.

Rainer Rehberger

Verlassenheitspanik und Trennungsangst

Bindungstheorie und psychoanalytische Praxis bei Angststörungen

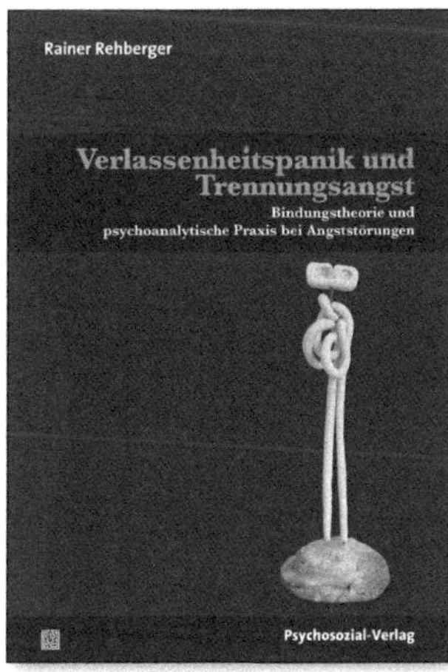

2017 · 285 Seiten · Broschur
ISBN 978-3-8379-2679-8

»Das Werk ist ausgezeichnet strukturiert, detailliert erklärt und lebt außerdem von den fünf Menschen, die sich als lebendige Falldokumentationen im ganzen Buch immer wieder präsentieren. Man lebt quasi in ihrer Geschichte mit.«

André Kasper, intra

Panikattacken und tief greifende Trennungsängste markieren eine schwere Verlaufsform der weit verbreiteten Angststörungen. Panikanfälle können schlagartig auftreten und lösen im Betroffenen bedrohliche Gefühle der Hilflosigkeit aus, die sich bis zur Todesangst steigern können. Als besonders belastend erweist sich die Tatsache, dass für die PatientInnen der aktuelle Anlass der Panikattacke meist nicht zugänglich ist, die Gründe für ihren seelischen Zusammenbruch bleiben im Dunkeln.

An ausführlichen Falldarstellungen zeigt Rainer Rehberger, welche Formen das Krankheitsbild annehmen kann, wie sich TherapeutInnen diesem im psychoanalytischen Setting nähern können und wie (ferienbedingte) Pausen in der therapeutischen Behandlung für die Klärung weit zurückreichender Verlassenheitserfahrungen genutzt werden können. Rehberger verdeutlicht zudem, wie die Erkenntnisse der Objektbeziehungspsychologie, der Ich-Psychologie Fairbairns, der Säuglingsforschung und insbesondere der Bindungstheorie Bowlbys für die Therapie von Angststörungen genutzt werden können.

Diana Pflichthofer

Trennungen

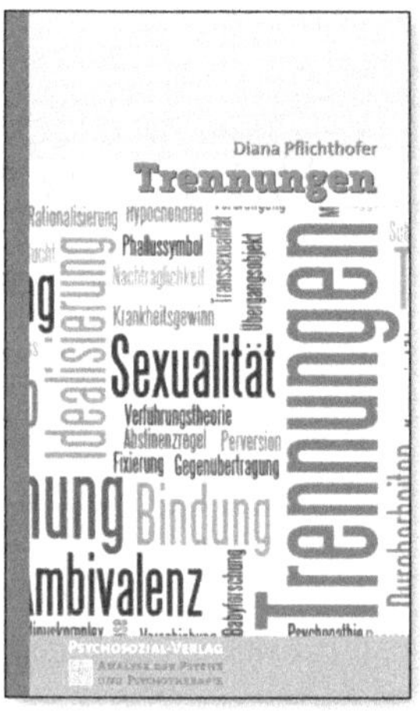

2017 · 145 Seiten · Broschur
ISBN 978-3-8379-2604-0

Diana Pflichthofer untersucht Trennungen und ihre Bedeutung für die psychische Entwicklung in und außerhalb der Psychotherapie. Sie stellt dar, welche Bedeutung dem Begriff der Trennung in psychoanalytisch orientierten Theorien zukommt, und macht dabei deutlich, dass Trennungen nicht nur zu einem schmerzhaften Gefühl des Verlusts führen, sondern dass in ihnen auch der Wunsch nach Autonomie, die Angst vor Nähe oder das Bedürfnis, einer traumatischen Situation zu entfliehen, zum Ausdruck kommen können. Es wird gezeigt, dass Trennungen Bestandteil von Reifungs- und Entwicklungsprozessen sind, bei denen es immer auch um eine Loslösung von früheren Entwicklungsphasen und den mit ihnen verbundenen inneren Objekten geht.

Die Autorin beschäftigt sich sowohl mit Trennungskonflikten des Alltags als auch mit solchen, die Symptomcharakter erlangen, oder solchen, die in Traumatisierungen ihren Ursprung haben. An anschaulichen Fallbeispielen verdeutlicht sie, wie Trennungskonflikte in der Psychotherapie bearbeitet werden können.